L'HYDRATE

DE CHLORAL

PAR LE DOCTEUR

OSCAR LIEBREICH

Traduit de l'allemand sur la deuxième édition

Par Is. LEVAILLANT

PARIS

GERMER BAILLIÈRE, LIBRAIRE-ÉDITEUR

Rue de l'École-de-Médecine, 17

Londres   **New-York**

Hipp. Baillière, 249, Regent street   Baillière brothers, 440, Broadway

MADRID, C. BAILLY-BAILLIÈRE, PLAZA DE TOPETE, 46.

1870

L'HYDRATE
DE CHLORAL

PAR LE DOCTEUR

·OSCAR LIEBREICH

Traduit de l'allemand sur la deuxième édition

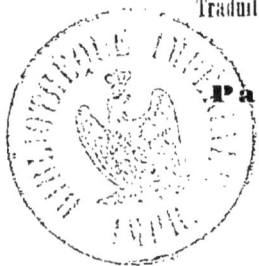

Par Is. LEVAILLANT

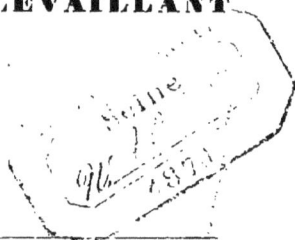

PARIS

GERMER BAILLIÈRE, LIBRAIRE-ÉDITEUR

Rue de l'École-de-Médecine, 17

Londres
Hipp. Baillière, 219, Regent street

New-York
Baillière brothers, 440, Broadway

MADRID, C. BAILLY-BAILLIÈRE, PLAZA DE TOPETE, 16.

1870

Paris. -- Imprimerie de E. MARTINET, rue Mignon, 2.

A MON FRÈRE

RICHARD LIEBREICH

TABLE DES MATIÈRES

L'HYDRATE

DE CHLORAL

INTRODUCTION

Le progrès en thérapeutique est difficile parce que les
recherches de sources multiples qu'il exige ne sont reliées
par aucune méthode. Le clinicien fait connaître les effets
des remèdes connus ; le physiologiste les analyse ; le hasard
se charge de découvrir de nouvelles substances médicales,
et la pharmacologie enfin vient enregistrer et coordonner
autant que possible les faits acquis.

Quand, pour découvrir de nouveaux médicaments, on
choisit la voie purement empirique, il est possible de trouver
pour les substances chimiques, fournies directement par la
nature, et je range la quinine, etc., parmi ces substances,
quelques éclaircissements ; on peut rechercher par l'expérience si, dans telle ou telle maladie, une substance introduite dans l'organisme agit, ou bien en exerçant directement
son influence sur la cause de la maladie, ou bien en régu-
larisant les fonctions troublées de la vie.

Quand une substance a été reconnue par l'empirisme
être un médicament, on ne peut rien en conclure de l'action
d'autres substances ; mais il faut soumettre derechef tout
nouveau corps à l'empirisme. Les nombreuses recherches
qu'on a faites sur les matières amères montrent combien il

convient peu de partir des qualités extérieures des substances médicales pour en trouver de nouvelles. Le clinicien et le physiologiste fournissent bien des faits certains sur l'action des différentes substances dans les circonstances normales ou pathologiques ; mais ils n'éclaircissent pas l'entité de l'action, c'est-à-dire ils ne montrent pas quelle est justement la propriété de la substance ou de l'organisme qui la détermine.

L'influence exercée par des corps pouvant être absorbés par l'organisme peut se concevoir de deux façons : elle peut avoir une cause purement physique ou une cause chimique.

A ce point de vue, il est nécessaire avant tout de chercher le rapport entre la substance introduite et les parties élémentaires de l'organisme.

Il est évident que l'importante découverte faite par M. Cl. Bernard, de l'influence de l'oxyde de carbone sur le sang, nous fait connaître l'action en général, mais que la découverte faite par M. Hoppe de la combinaison stable de cet oxyde avec l'hématoglobine du sang nous montre directement cette action. On a fait récemment des expériences sur la nature de l'action des substances toxiques. Mais les recherches de ce genre ayant pour but d'expliquer l'action de ces corps par des considérations tirées de la physique et de la chimie, supposent une connaissance exacte des phénomènes physiques et chimiques qui se passent dans l'organisme, ainsi que des substances introduites elles-mêmes. Dans l'état actuel de nos connaissances, ces recherches ne deviennent possibles que lorsqu'on a résolu un certain nombre de questions préliminaires. Nous ne connaissons pas assez les substances qui composent l'organisme pour répondre à ces questions ; il en est de même de la plupart des corps toxiques. Il n'y a donc rien d'étonnant à ce qu'on ne soit pas à même de décider si l'action exercée est d'ordre chimique ou d'ordre physique. M. L. Hermann (1) a réuni en

(1) De l'action d'un groupe de poisons (Arch. d'anatomie et de physiologie), de Reichert et de du Bois-Reymond, 1866, p. 27).

un groupe les corps qui, aspirés par les poumons à l'état de vapeur, provoquent l'anesthésie, et il a mis à profit la propriété commune qu'ont ces corps de dissoudre le protagon pour expliquer la façon dont ils agissent. Ils dissoudraient le protagon des globules rouges du sang et attaqueraient en outre celui des nerfs. La plus minime dissolution du protagon provoquerait l'action la plus énergique et générale sur les nerfs, alors même qu'elle ne serait pas encore capable d'exercer une influence sur les globules du sang (1). Même si ces deux faits, que M. Hermann considère comme des phénomènes chimiques, étaient exacts, ils ne pourraient servir en rien pour expliquer l'action exercée ; car il est constaté que les substances en question agissent sur les organes centraux, sur les cellules ganglionnaires. Or, il est démontré que les globules rouges du sang contiennent de la lécithine, mais non du protagon ; il n'est pas certain non plus que les cellules ganglionnaires en renferment : le protagon n'existe que dans la moelle des nerfs (2) et dans les globules blancs du sang (3). En outre, d'autres substances, comme le gallate de soude, les sels d'acides gras, dissolvent le protagon sans exercer l'action des substances étudiées par M. Hermann. On voit que cette explication de la manière dont l'action s'exerce ne montre même pas si la cause est d'ordre chimique ou d'ordre physique. M. C. Binz (4), également, cherche à expliquer l'action d'une substance par certaines de ses propriétés, avec cette différence toutefois que, lui, suppose la connaissance de la cause d'un phénomène pathologique, connaissance que nous sommes loin de pos-

---

(1) *Loc. cit.*, p. 34.

(2) Liebreich, *De la constitution chimique de la substance cérébrale* (*Annales de chimie et de pharmacie de Liebig et de Wöhler*, t. XXXIV, p. 29).

(3) H. Fischer, *De la nature chimique du pus* (*Journal des sciences médicales*, 1868, p. 659).

(4) *Recherches expérimentales sur l'action de la quinine.* Berlin, Aug Hirschwald, 1868.

séder. La quinine aurait, selon lui, deux propriétés, celle d'empêcher la fermentation et celle d'exercer une action directe sur les globules blancs du sang. La première de ces propriétés, la quinine la partage avec d'autres substances, comme l'acide carbolique, l'iodoforme, le camphre, etc. La seconde propriété, que d'autres corps pourraient posséder, n'a pas été confirmée par les observations qu'on a refaites sur ce sujet. On conçoit que des recherches de ce genre ne peuvent atteindre le but qu'on leur assigne. J'ai cru devoir en parler, parce que mes expériences ont été faites également dans l'intention de rechercher comment les substances médicamenteuses agissent véritablement sur l'organisme; mais il me semble qu'il faudrait résoudre d'abord un si grand nombre de questions préalables, que je ne voudrais réclamer pour aucune de mes expériences le droit de décider sur le fond de la question. Je crois toutefois que le seul moyen de connaître la nature de l'action exercée est d'élucider les points élémentaires. En étudiant chimiquement les éléments de l'organisme et la constitution des corps, on s'approchera plutôt du but qu'en s'attaquant à de grands problèmes et en dédaignant à cause d'un succès moins éclatant les expériences plus difficiles et moins séduisantes de la chimie analytique et théorique.

Pour tous les corps introduits dans l'économie se présente la question de savoir si l'organisme les décompose ou les laisse intacts. Nous savons comment certaines combinaisons se transforment, et cette connaissance nous fournit une classification commode pour les nouvelles recherches à entreprendre.

1° Il y a un certain nombre de substances qui abandonnent l'organisme après s'être combinées avec un nouveau corps; on peut citer comme type de ce groupe l'acide benzoïque qui se transforme en acide hippurique. 2° D'autres corps peuvent passer à travers l'organisme sans entrer en décomposition, sans se dissoudre et sans se combiner; on peut citer parmi ce groupe le sel ferrocyanhydrique; quand on en a fait une injection sous-cutanée, après quelques minutes, on le retrouve sans altération dans l'urine. 3° Les substances introduites sont décomposées ; le grand nombre de corps qui appartiennent à ce groupe subissent différentes décompositions, suivant leur constitution chimique particulière, et jusqu'ici nous ne connaissons que les produits définitifs de ces transformations.

Pour ce qui concerne l'action des substances résorbées dans l'organisme, on ne peut admettre qu'aucun des groupes mentionnés agisse plutôt que l'autre. Ainsi les préparations de l'iode, comme l'iodure de potassium, qui traversent l'économie sans que leur action puisse se reconnaître dans les excrétions, peuvent cependant avoir agi chimiquement. Il est possible que l'iode soit entré dans l'économie, et que, suivant des procédés chimiques qui se passent hors de l'organisme, le corps ioduré se soit transformé après avoir abandonné l'iode : réaction qu'on peut comparer par exemple à celle de l'iode sur l'acide acétique. L'acide iodacétique, traité avec des. alcalis qui déterminent un déplacement de l'iode, donne de l'acide glycolique et non pas de l'acide acétique.

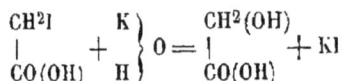

$$
\begin{matrix} CH^2I \\ | \\ CO(OH) \end{matrix} + \left. \begin{matrix} K \\ \\ H \end{matrix} \right\} O = \begin{matrix} CH^2(OH) \\ | \\ CO(OH) \end{matrix} + KI
$$

Acide iodacétique $+$ potasse $=$ acide glycolique $+$ iodure de potassium.

Je crois devoir citer cet exemple, parce qu'il montre que certains corps, bien que traversant l'économie sans subir de modifications, peuvent cependant exercer une action chimique.

L'action exercée par le second groupe de substances est claire ; nous avons le résultat du phénomène sous nos yeux. Quant au troisième groupe, un grand nombre de cas sont possibles. Comme nous ne connaissons que les produits définitifs, nous ne savons pas même dans quel sens la réaction s'opère ; quand les substances se résolvent dans l'organisme, nous ignorons si elles subissent une réaction analogue à une combustion ou si elles se décomposent SUCCESSIVEMENT en leurs composants, lesquels seraient de nouveau transformés. Je crois que ces questions sont de la plus haute importance pour reconnaître l'action des corps médicamenteux, si l'on arrive à trouver une série de substances dont l'importance consisterait en ce que le corps réellement actif se formerait dans l'organisme.

Toutes les fois qu'on connaîtra un composant actif de ce genre, on pourra déduire une nouvelle série de corps actifs s'ils renferment ce composant. Il est donc nécessaire de poursuivre la réaction aussi loin que possible, et c'est là une méthode qu'on a négligée jusqu'ici dans les recherches médicales, ou qu'on a regardée comme inaccessible aux procédés de l'expérience. Ainsi on lit dans le *Manuel de thérapeutique* de Jonathan Pereira : « Sans doute, nous ne pouvons pas nous flatter d'arriver facilement au but, ni espérer de déterminer l'action de chaque remède sur l'organisme avec la même précision qu'on le fait pour la plupart des phénomènes chimiques qui se passent en dehors du corps humain. Mais nous pouvons être convaincus que, grâce à des recherches plus précises sur les actions médicales, nous acquerrons une connaissance exacte de beaucoup de maladies ; le temps n'est peut-être pas éloigné où l'on pourra, au lit du malade, prédire avec certitude l'action d'un plus grand nombre de substances médicamenteuses. »

Je pense que rien ne saurait plus contribuer à expliquer la manière dont les actions s'exercent, que de chercher comment la substance introduite se comporte chimiquement dans l'organisme. Il faut donc trouver par l'expérience, non-seulement quelles espèces de corps sont décomposées, mais aussi dans quelle direction la réaction se poursuit et avec quelle réaction extérieure on peut la comparer.

Il n'est pas possible de choisir à volonté les expériences sur les réactions qui se passent dans l'organisme : les corps chimiques qui existent et ceux qui peuvent être obtenus par des réactions analogues sont trop nombreux. Ainsi M. J. Broughton (1) a calculé que la substitution de l'alcool et des différents radicaux à l'hydrogène dans l'ammoniaque, en admettant 52 radicaux monoatomiques et 32 biatomiques, pouvait faire naître 35 millions de corps. Ce calcul s'applique A UNE SEULE réaction, mais la chimie en connaît BEAUCOUP et le nombre en croît JOURNELLEMENT. En présence de cette quantité immense de corps, il est nécessaire de choisir ceux qui doivent servir à l'expérience suivant un principe déterminé. — La division en séries homologues établie au point de vue purement chimique n'est d'aucun secours en médecine ; ainsi nous voyons les alcools inférieurs de la série $C^nH^{2n+2}+O$ agir sur l'organisme, tandis que les alcools supérieurs de la même série n'arrivent même pas à la résorption. La même chose s'applique à la série des acides gras $C^nH^{2n}O^2$.

Une question fondamentale dans toute recherche sur les agents thérapeutiques est de savoir si une substance, avant d'arriver à l'oxydation complète, est dédoublée dans l'organisme en produits de décomposition. Pour examiner la question, j'ai choisi des substances dont le produit de décomposition exerce sur l'organisme un effet bien connu. Ce sont le *chloral*, l'acide *trichloracétique* et ses sels.

On sait que dans l'organisme, l'aldéhyde, l'alcool et surtout l'acide acétique se décomposent en leurs derniers produits d'oxydation ; le chloral et l'acide trichloracétique conservent le caractère de l'aldéhyde et de l'acide acétique : dissous dans un liquide alcalin, ils se décomposent et donnent naissance à du *chloroforme*. La réduction des substances qui, en général, peuvent être considérées comme le produit d'une oxydation dans un liquide alcalin, permettait de prévoir que, dans le cas où les corps ne quitteraient pas l'organisme sans être altérés, il surviendrait une oxydation dont les derniers produits seraient l'acide chlorhydrique, l'acide carbonique et l'eau, ou bien que le chloroforme exercerait son

(1) *Annuaire de chimie*, 1863, *Chem. news*, p. 245.

action comme produit intermédiaire. Si, comme je le crois, mes expériences confirment la seconde hypothèse, on ne pourra plus désormais se contenter de l'étude physiologique ou clinique seule des différentes matières. Des corps aussi complexes dans leur action que la quinine, la morphine et la strychnine, etc., renferment probablement dans leurs molécules chimiques plusieurs éléments actifs. Cette supposition a été confirmée pendant le cours de mes expériences. Matthiessen et Wright (1) ont isolé de la morphine une base qui agit comme un émétique extraordinairement violent.

Je crois donc qu'à l'avenir les recherches médicales, comprenant l'examen chimique des médicaments et de l'organisme animal, devront commencer dans le laboratoire pour trouver leur sanction clinique au lit du malade.

(1) *Comptes rendus de la Société chimique allemande*, 1869, p. 286.

EXAMEN CHIMIQUE DU CHLORAL.

Si l'on suppose que dans le carbure d'hydrogène saturé C^2H^6, dans l'hydrure d'éthyle ou le diméthyle, un atome de carbone s'oxyde successivement, on obtient une série dont nous connaissons tous les termes. Ces termes sont l'éthylalcool, l'aldéhyde et l'acide acétique :

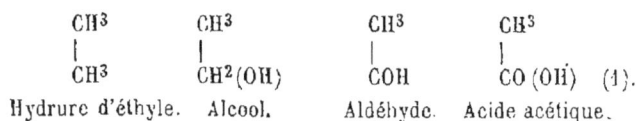

$$
\begin{array}{cccc}
CH^3 & CH^3 & CH^3 & CH^3 \\
| & | & | & | \\
CH^3 & CH^2(OH) & COH & CO(OH) \quad (1).
\end{array}
$$

Hydrure d'éthyle.   Alcool.   Aldéhyde.   Acide acétique.

Cette série n'est pas complète, jusqu'à présent, dans les produits chlorurés. On peut l'établir, mais il y a des lacunes que des recherches ultérieures devront combler. Si l'on suppose que le chlore s'est substitué à l'hydrogène sur un équivalent de carbone, on obtient la série :

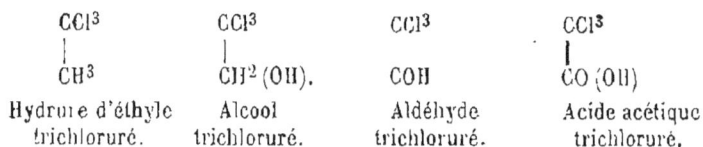

$$
\begin{array}{cccc}
CCl^3 & CCl^3 & CCl^3 & CCl^3 \\
| & | & | & | \\
CH^3 & CH^2(OH). & COH & CO(OH)
\end{array}
$$

Hydrure d'éthyle   Alcool   Aldéhyde   Acide acétique
trichloruré.   trichloruré.   trichloruré.   trichloruré,

Nous ne connaissons dans cette série que l'aldéhyde trichloruré, son hydrate et l'acide acétique trichloruré ; mais l'alcool trichloruré et le carbure d'hydrogène chloruré CCl^3CH^5 n'ont pas encore été découverts. On ne peut donc établir la comparaison entre les deux séries que pour l'aldéhyde trichloruré, le chloral et l'acide trichloracétique.

(1) $O = 16$; $C = 12$ (OH) ; groupe monoatomique ; O atome double.

L'aldéhyde et le chloral, l'acide acétique et l'acide trichloracétique se ressemblent quant à leurs propriétés extérieures, malgré la substitution du chlore. M. Dumas qui a découvert l'acide trichloracétique (1) en 1839 lui attribue les caractères suivants : il donne des cristaux très-fusibles qui se dissolvent facilement dans l'eau pour former un liquide acide et très-caustique ; combiné avec l'oxyde d'argent et l'ammoniaque. il donne naissance à des sels semblables aux acétates. On ne peut pas y retrouver directement le chlore. Quand on le traite avec des alcalis dans une dissolution aqueuse, il se forme du carbonate et du chloroforme d'après l'équation :

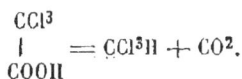

$$\begin{array}{c} CCl^3 \\ | \\ COOH \end{array} = CCl^3H + CO^2.$$

Acide trichloracétique = chloroforme + eau.

Cette transformation est analogue à celle que la lessive de potasse fait subir à l'acide acétique, avec cette différence que dans notre cas la réaction est plus difficile, c'est-à-dire a besoin d'une température plus élevée ; l'acide acétique et l'hydrate de potasse se décomposent pour fournir du gaz des marais et du carbonate de potasse suivant la formule :

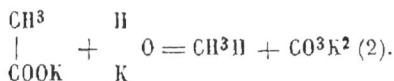

$$\begin{array}{c} CH^3 \\ | \\ COOK \end{array} + \begin{array}{c} H \\ \\ K \end{array} O = CH^3H + CO^3K^2 \ (2).$$

Acétate de potasse + hydrate de potasse = gaz des marais + carb. de potasse.

La même analogie existe entre l'aldéhyde et le chloral découvert en 1830 par Liebig (3) ; ces deux corps fournissent, avec l'ammoniaque ou le bisulfite acide de potasse, des combinaisons bien cristallisées. Tous deux, et surtout le chloral, ont la propriété de subir une modification polymérique, et

(1) *Ann. de chimie et de pharmacie*, t. XXXII, p. 101.
(2) Kekulé, *Traité de chimie organique*, t. I, p. 144.
(3) *Ann. de chimie et de pharmacie*, t. 1, p. 31 et 182.

c'est là une propriété peu agréable, quand on veut conserver ces deux corps.

En partant de ces analogies, je croyais pouvoir utiliser la propriété qu'a l'aldéhyde (Wurtz) (1) de former de l'alcool en se combinant avec l'hydrogène naissant, pour tirer de la même façon du chloral l'alcool trichloruré ; la préparation de ce corps présentait un intérêt d'autant plus grand que, dans le cas où il aurait été soluble dans l'eau, il aurait dû produire une action analogue à celle du chloral. Quand on fait agir de l'hydrogène naissant sur du chloral dissous dans un liquide acide, il se produit la réaction observée par Melsens (2) sur l'acide trichloracétique : le chlore est déplacé par l'hydrogène, et il se forme en première ligne de l'aldéhyde, d'après la formule :

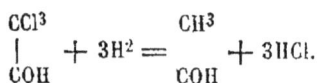

$$\begin{array}{c} CCl^3 \\ | \\ COH \end{array} + 3H^2 = \begin{array}{c} CH^3 \\ \\ COH \end{array} + 3HCl.$$

Chloral + hydrogène = aldéhyde + acide chlorhydrique.

Pour l'acide acétique, le chlore se substitue directement à l'hydrogène ; mais l'action du chlore sur l'aldéhyde a été diversement observée. M. Wurtz (3), faisant agir du chlore sur l'aldéhyde, a obtenu du chlorure d'acétyle, ce qui indiquerait que la substitution commence à la seconde partie de la molécule :

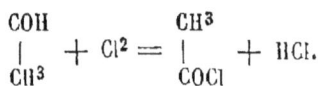

$$\begin{array}{c} COH \\ | \\ CH^3 \end{array} + Cl^2 = \begin{array}{c} CH^3 \\ | \\ COCl \end{array} + HCl.$$

Aldéhyde + chlore = chlorure d'acétyle + acide chlorhydrique.

On peut préparer le chloral de deux manières : 1° d'après la méthode employée par M. Liebig quand il l'a découvert (4) ; 2° d'après la méthode de Staedeler.

(1) Erlenmeyer, *Traité de chimie organique*, p. 307.
(2) *Ann. de chimie et de pharmacie*, t. XLII, p. 111.
(3) *Ann. de chimie et de pharmacie*, t. CII, p. 33.
(4) *Ann. de chimie et de pharmacie*, t. I, p. 191.

1° On dirige un courant de chlore dans l'alcool absolu assez longtemps pour qu'il ne se dégage plus d'acide chlorhydrique et que le chlore puisse passer sans altération, même quand on chauffe. On traite ensuite le chloral brut avec l'acide sulfurique concentré et l'on recueille le produit qui bout à 94 degrés. Si on le laisse pendant quelque temps en contact avec de l'acide sulfurique concentré, il se transforme en chloral insoluble polymérique ; ce corps se purifie d'autant plus aisément qu'il n'est soluble ni dans les alcalis, ni dans les acides, et qu'il peut être traité longtemps avec ces substances sans se décomposer. Chauffé, le chloral insoluble se convertit de nouveau en chloral soluble. Le chloral soluble est un liquide très-mobile ; son poids spécifique est 1,502. Peu à peu il s'épaissit et quelquefois se transforme soudainement en chloral insoluble en dégageant une grande quantité de chaleur. Lorsqu'on mélange le chloral anhydre avec de l'eau, on obtient en peu de temps des cristaux aiguillés, qui constituent le chloral hydraté. Ce corps se distingue du chloral ordinaire en ce qu'il renferme une molécule d'eau en plus. Sa formule est : $C^2Cl^3OH + H^2O$.

De nombreuses expériences m'ont montré que cette préparation est la plus commode pour les applications médicales. Les cristaux gardent leurs propriétés quand on les conserve, et peuvent être facilement dosés.

La méthode de Staedeler, quoique intéressante au point de vue chimique, me paraît moins bonne, parce qu'elle fournit beaucoup moins de chloral : elle consiste à distiller de l'amidon ou du sucre avec de l'acide chlorhydrique et du peroxyde de manganèse. Malgré de nombreux essais, je n'ai pu obtenir par cette méthode la quantité de chloral qu'il me fallait pour mes expériences.

Propriétés du chloral hydraté. — Il faut que le chloral employé en médecine soit tout particulièrement pur, à cause de l'emploi du chlore dans sa préparation ; il se forme quelques autres produits chlorurés qu'il faut éloigner avec le plus grand soin ; sans cette précaution, on se heurterait aux inconvénients qui sont souvent si nuisibles dans l'emploi du chloroforme. Quand le chloral renferme ces éléments, il irrite et fait tousser.

Le chloral hydraté donne des cristaux fins qu'on peut fondre en une masse cristalline ; conservés au fond d'un vase clos, ils se subliment sur les parois du vase en aiguilles extrêmement fines et incolores. Dans l'eau, ils se dissolvent complétement, et ce n'est qu'après un temps assez long qu'on remarque dans la dissolution une légère opalescence. Les cristaux ont une odeur particulière quelque peu piquante. La dissolution aqueuse réagit à la façon d'un corps neutre ; traitée avec le nitrate d'argent, elle ne doit manifester aucun trouble. Quand on met les cristaux en contact avec l'acide sulfurique concentré, il doit se former une couche oléagineuse *incolore*, laquelle ne tarde pas à se prendre en une masse solide. La dissolution aqueuse, traitée avec la lessive de potasse, doit donner naissance immédiatement à un trouble laiteux qui disparaît après quelques minutes ; il se dépose ensuite au fond du verre une goutte de chloroforme limpide et incolore qui doit avoir l'odeur et toutes les propriétés du chloroforme pur. Le chloral à l'état de pureté bout à 94 degrés (à 96 degrés d'après Kopp). Le chloral hydraté se conserve le mieux dans des bouteilles fermées avec un bouchon de verre. La dissolution doit également être bien renfermée.

EXPÉRIENCES SUR LES ANIMAUX

J'ai fait connaître dans l'introduction les motifs qui m'ont déterminé à choisir pour mes expériences le chloral hydraté et les sels trichloracétiques. Que le chloral et l'acide trichloracétique ne puissent pas subsister dans une dissolution alcaline, c'est ce que démontre l'expérience suivante : si l'on fait dissoudre du chloral dans l'eau et qu'on y ajoute la plus minime quantité d'alcali, le chloroforme qui prend naissance produit immédiatement un trouble. Si l'on exprime en nombres la formule qui traduit cette transformation, $C^2Cl^3OH + Na$ $HO = CCl^3H + CHOONa$, on obtient que 147,5 parties en poids de chloral et 40 parties de soude hydratée fournissent 119,5 de chloroforme et 68 de formiate de soude ; par conséquent, la quantité d'alcali qu'exige la transformation d'un gramme de chloral anhydre est 0,271 grammes d'hydrate de soude, et l'on obtient 0,810 de chloroforme $+$ 0,312 d'acide formique. Le chloral a donc besoin d'un peu plus d'un quart de son poids d'alcali.

Le sang est un liquide alcalin, mais qui ne renferme pas toujours assez d'alcali en liberté pour décomposer en chloroforme la quantité totale du chloral introduit. Mais dans le sang en circulation, il y a une régénération continuelle de l'alcali employé. Dans la formation du chloroforme, l'alcali est l'un des facteurs ; l'autre, ce sont les réactions oxydantes qui se passent dans l'organisme et qui sont capables de séparer et d'oxyder le groupe méthylique et carboxylique oxylique de l'acide acétique, joints plus solidement entre eux. C'est pourquoi la quantité du chloroforme correspondante au chloral introduit ne peut pas se trouver dans le sang en circulation. Il faudra donc chercher un appui pour notre hypothèse en comparant les actions qu'exercent le chloral et le chloroforme. En attendant, M. Personne a découvert le chloroforme dans l'économie animale.

Nous ne savons pas directement de quelle manière agit le chloroforme. Les faits physiologiques ne nous montrent que l'action exercée sur les organes centraux ; ici, du moins, les phénomènes sont caractéristiques et se succèdent presque de la même façon chez l'homme et les animaux. La première période est celle de l'irritation ; ensuite survient l'affaiblissement et le sommeil ; l'anesthésie constitue la troisième phase, après laquelle viennent l'asphyxie et la mort.

Ces différentes périodes peuvent se succéder très-rapidement ; chez l'homme, celle de l'irritation est quelquefois très-courte et l'anesthésie se manifeste immédiatement. Cette division n'a du reste rien d'absolu et peut varier d'un individu à l'autre. Quoique les différentes classes d'animaux ne supportent pas également bien le chloroforme, on remarque cependant chez eux la même succession de phases, avec cette différence très-remarquable que chez les lapins la période de l'excitation est très-longue et que celle de l'anesthésie est suivie rapidement de la mort. Des chiens qui exigent, pour arriver à l'anesthésie, une dose extraordinaire de chloroforme, restent longtemps dans cet état sans que la mort doive s'ensuivre ; plus tard cependant, ils sont pris de vomissements qui peuvent durer plusieurs heures. On peut expliquer la première période par l'action caustique et irritante qu'exerce le chloroforme ainsi que tous les médicaments qui, comme l'éther, s'absorbent par les poumons ; plus tard, ce sont les cellules ganglionnaires des hémisphères du cerveau et puis les ganglions de la moelle épinière qui sont atteints, et enfin l'asphyxie provient de la paralysie des ganglions du cœur. On ne remarque pas d'influence sur la moelle allongée, car les troubles respiratoires peuvent s'expliquer par l'effet de la circulation.

Pour constater ce fait, je mis des lapins sous une cloche de verre, à travers laquelle fut dirigé de l'air chargé de va-

2

peurs de chloroforme; la dissection, faite immédiatement
après la mort, montra que les ventricules et les oreillettes
étaient relâchés et remplis de sang noir. Si l'on fait cette
expérience sur des grenouilles, on trouve également que le
ventricule et les oreillettes sont fortement élargis et remplis
de sang rouge foncé. Qu'il n'y ait pas ici d'influence du nerf
vague, c'est ce qu'on peut démontrer facilement : si l'on en-
lève le cœur, il cesse de battre. De même, on peut démontrer
que l'action paralysante est partie des ganglions : si l'on
coupe le ventricule au-dessous du siége des ganglions, il se
contracte immédiatement et tout attouchement provoque
une nouvelle contraction.

Avant même d'appliquer le **chloral hydraté**, je prévoyais
qu'une substance qui, pouvant être facilement résorbée, ne
se décompose en chloroforme que dans l'organisme, ne ferait
pas naître la période de l'irritation, et mes expériences ont
en effet confirmé cette manière de voir. J'ai déjà dit qu'après
la résorption du chloral hydraté le dédoublement en chloroforme ne pouvait pas, faute d'alcali, se faire d'une façon
subite; chaque petite partie emploie la quantité d'alcali qui
l'entoure, et ce n'est que lorsque le sang a fourni tout l'alcali
nécessaire que la transformation est terminée. On doit donc
admettre qu'à chaque instant il se forme une quantité minime de chloroforme, laquelle agit d'abord sur les ganglions
du cerveau ; ensuite, au fur et à mesure que le chloroforme
augmente dans le sang, l'action s'étend aux ganglions de la
moelle épinière et finalement aux cellules ganglionnaires du
cœur. On comprend donc que l'action soit lente comme la
formation du chloroforme elle-même ; on peut la comparer
à la chloroformisation la plus lente qu'on puisse ima-
giner. J'envisageais les choses de cette façon avant d'avoir
commencé mes recherches, et mes idées ont reçu une
parfaite confirmation. Cette question se rattache à celle de
savoir si le chloroforme qui prend naissance est décom-
posé dans l'organisme en ses derniers produits, l'acide chlor-
hydrique et l'acide carbonique. Les recherches qu'on a

faites sur ce sujet, au moyen d'inhalations de chloroforme, ne pouvaient pas décider la question, attendu qu'il reste dans les poumons une quantité de chloroforme non absorbé par le sang. Pour élucider ce point, je fis l'expérience suivante :

Un lapin fut placé dans une étable très-commode pour recueillir l'urine (1); on lui retira toute nourriture en lui donnant de temps en temps un peu d'eau. Les chlorures disparurent complétement le troisième jour de l'urine devenue acide. On fit ensuite au lapin une injection sous-cutanée de 1,0 gramme de chloral hydraté. Après qu'il se fut remis de l'effet produit, il sécréta dans l'espace de six heures deux portions d'urine, en tout 123 cc. On dosa le chlore et l'on trouva 0,05805 grammes, tandis qu'à 1,0 gramme de chloral hydraté devrait répondre 0,66 grammes de chlore.

Cette expérience démontre qu'on ne retrouve pas dans l'urine toute la quantité de chlore contenue dans le chloral hydraté. Cela s'accorde du reste avec ce que nous savons de l'excrétion des chlorures : pendant la faim la dépense en chlorures s'arrête, et quand de nouveaux aliments sont introduits, il y a rétention de ces chlorures. Si l'on voulait doser directement le chlore dans l'urine en conservant la nourriture avant et après l'application du chloral hydraté ou du chloroforme, on n'arriverait pas à des résultats sûrs, car l'acide chlorhydrique contenu dans le chloroforme ne serait pas en quantité suffisante pour que l'on pût établir une conclusion certaine sur la transformation qui aurait eu lieu ; c'est pourquoi j'ai cru devoir faire l'expérience décrite plus haut. Au surplus, l'analogie avec l'iodoforme confirme cette manière de voir. Le chloroforme et l'iodoforme sont deux corps semblablement constitués $C\frac{J^3}{H}$ et $C\frac{Cl^3}{H}$; le chlore et l'iode combinés avec l'atome de carbone ne sont pas révélés par la substitution du nitrate d'argent; de même l'amidon ne nous révèle l'iode que lorsque ce dernier corps est détruit.

(1) G. Siegmund, *Dissert. inaugurale.* Berlin, 1853.

Donc l'existence de l'iode dans l'urine après l'introduction de l'iodoforme doit fournir également une preuve de la transformation de l'iodoforme. *Righini* a montré que l'iodoforme se transforme dans l'organisme et qu'on peut exécuter dans l'urine la réaction de l'iode et de l'amidon, suivant le procédé ordinaire.

Pour étudier l'action du chloral hydraté, j'ai expérimenté en premier lieu sur des grenouilles.

OBSERVATION I.

Je me servis dans cette expérience d'une grenouille grande et bien vive, qui, chaque fois qu'on la touchait, tentait de s'échapper.

9 h. 44 m., resp. pendant une 1/2 m.	46.
9 h. 46 m.	—	—	45.
9 h. 48 m.	—	—	45.
9 h. 49 m.	—	—	45.
9 h. 50 m.	—	—	43.
10 h. 1 m.	—	—	41.
10 h. 13 m.	—	—	43.

A 10 h. 13 m., on fit au dos une injection sous-cutanée de 0,025 grammes de chloral hydraté.

10 h. 14 m., resp. pendant une 1/2 m. 51.

10 h. 15 m. essaye de s'échapper.

10 h. 16 m. resp. 49. La grenouille oppose de la résistance, quand on lui tire le pied.

10 h. 17 m., resp. 43. La résistance est moindre, lorsqu'on tire le pied.

10 h. 19 m., resp. 42. N'oppose plus qu'une faible résistance sans retirer le pied.

10 h. 21 m., resp. 40. Se laisse tirer la cuisse sans résister.

10 h. 26 m. On soulève la grenouille, elle laisse pendre les jambes.

10 h. 27 m., resp. 35.

10 h. 30 m. Si l'on éloigne une cuisse du corps, elle reste dans cette position ; cependant, si l'on presse sur la cuisse, la grenouille la retire.

10 h. 32 m., resp. pendant la 1/2 m. 34.
10 h. 33 m.   —   —   34.
10 h. 34 m.   —   —   34.

10 h. 35 m. La grenouille, soulevée, laisse tomber les jambes ; on presse dessus, elle retire la cuisse, mais la laisse retomber.

10 h. 37 m., resp. 33.

10 h. 38 m. La grenouille se laisse tirer les extrémités, quand on presse fortement, elle les ramène à soi.

10 h. 39 m., resp. pendant la 1/2 m. 34.
10 h. 41 m.   —   —   34.
10 h. 42 m., resp. pendant la 1/2 m. 30.
10 h. 43 m.   —   —   28.
10 h. 46 m.   —   —   23.
10 h. 48 m.   —   —   22.

10 h. 49 m. La grenouille soulevée par une jambe laisse tomber son corps.

10 h. 51 m., resp. pendant la 1/2 m. 25.
10 h. 54 m.   —   —   27.

10 h. 59 m. On fait une piqûre dans les extrémités posté-rieures ; l'animal ne bouge pas.

11 h. 2 m., resp. pendant la 1/2 m. 26.
11 h. 3 m.   —   —   24.
11 h. 5 m.   —   —   23.
11 h. 6 m.   —   —   23.
11 h. 13 m.   —   —   23.
11 h. 15 m.   —   —   23.
11 h. 20 m.   —   —   23.
11 h. 25 m.   —   —   23.

La grenouille, touchée avec une aiguille brûlante, ne fait aucun mouvement.

11 h. 30 m. On la place dans un vase renfermant de l'eau, elle reste étendue, comme morte.

Midi. La grenouille est couchée dans le verre comme auparavant.

2 h. Retirée de l'eau, elle s'échappe, quand on la touche ; mais ses mouvements sont encore faibles.

2 h. 40 m. Quand on plonge les mains dans le vase, l'animal essaye de se sauver ; ses mouvements ont repris toute leur vivacité.

En résumé, les effets que 0,025 gram. de chloral hydraté produisent sur une forte grenouille sont les suivants : la respiration n'est pas accélérée, car l'accélération très-faible observée au début doit être attribuée uniquement à l'irritation produite par l'attouchement ; après quatre minutes, commence la période de l'hypnotisme qui dure plus d'une demi-heure ; puis survient l'anesthésie, qui se prolonge pendant 3 heures 1/2 ; après 4 heures 1/2, la grenouille revient à son état normal. Afin de vérifier ce résultat, je fis une seconde expérience.

OBSERVATION II.

Je me servis d'une très-grande grenouille, tellement vive que lorsqu'on la touchait elle sautait en dehors d'un vase haut de 10" et large de 6".

10 h. 51 m., resp. dans la 1/2 m. 48.
10 h. 52 m.   —   —   50.
10 h. 54 m.   —   —   48.
10 h. 59 m.   —   —   48.
10 h. 56 m.   —   —   48.

Les respirations furent comptées dans le temps qui s'écoulait entre deux sauts consécutifs.

10 h. 57 m. La grenouille reçoit une injection sous-cutanée de 0,05 gram. de chloral hydraté dissous dans un 1/8 cc. d'eau.

10 h. 58 m., resp. dans la 1/2 m. 48.

11 h.		—	—	42.
11 h. 1 m.	—	—	44.
12 h. 2 m.	—	—	44.
11 h. 5 m.	—	—	43.
11 h. 6 m.	—	—	43.

La grenouille est un peu abattue ; l'attouchement la fait sauter, mais elle n'arrive pas jusqu'au bord du verre.

11 h. 8 m., resp. dans la 1/2 m. 38.

| 11 h. 9 m. | — | — | 37. |
| 11 h. 10 m. | — | — | 25. |

11 h. 11 m. On soulève l'animal par les jambes de devant; il laisse pendre ses extrémités postérieures. On le soulève par un pied de derrière, il essaye de faire un mouvement. Quand on presse sur le pied de derrière, il le retire.

11 h. 13 m., resp. pendant la 1/2 m. 29. Les pupilles sont rétrécies; quand on presse fortement sur les yeux, il les retire.

11 h. 14 m. Quand on soulève la grenouille par l'extrémité postérieure ou l'extrémité antérieure, elle se laisse pendre ; les pupilles s'élargissent.

11 h. 16 m. Ni pression ni piqûre ne provoquent de mouvement.

11 h. 17 m., resp. dans la 1/2 m. 14

11 h. 18 m.	—	—	15.
11 h. 19 m.	—	—	17.
11 h. 20 m.	—	—	20.
11 h. 21 m.	—	—	20.
11 h. 22 m.	—	—	19.
11 h. 23 m.	—	—	18.
11 h. 24 m.	—	—	18.
11 h. 25 m.	—	—	16.
11 h. 26 m.	—	—	15.
11 h. 27 m.	—	—	12.
11 h. 29 m.	—	—	10.
11 h. 30 m.	—	—	9.

11 h. 31 m., resp. dans la 1/2 m. 7.

11 h. 32 m.   —   —   8.

11 h. 33 m. Les mouvements respiratoires du muscle mylo-hyoïdien deviennent plus faibles et ne peuvent plus être comptés distinctement; c'est pourquoi on compte la respiration sur les muscles du ventre.

11 h. 40 m., resp. dans la 1/2 m. 31.

11 h. 41 m.   —   —   32.

11 h. 43 m.   —   —   32.

11 h. 45 m.   —   —   31.

Midi.   —   —   32.

2 h. 16 m.   —   —   23.

2 h. 17 m.   —   —   23.

2 h. 18 m.   —   —   23.

3 h. 51 m. La grenouille est comme auparavant dans un état d'anesthésie complète.

3 h. 52 m., resp. dans 1/2 m. 22.

3 h. 53 m.   —   —   23.

3 h. 55 m.   —   —   22.

3 h. 56 m.   —   —   23.

A 6 h., l'animal est dans l'anesthésie complète.

6 h.,   resp. dans la 1/2 m. 22.

6 h. 1 m.   —   —   22.

Le lendemain matin, il se trouve dans le même état que la veille.

7 h. 10 m., resp. dans la 1/2 m. 24.

7 h. 15 m.   —   —   24.

On humecte la grenouille d'eau et plus tard on la met dans un vase rempli d'eau. La respiration recommence au muscle mylo-hyoïdien.

11 h. 20 m., resp. dans la 1/2 m. 24.

11 h. 21 m.   —   —   23.

11 h. 22 m.   —   —   24.

Quand on presse à plusieurs reprises sur les yeux, elle les retire; si l'on presse sur les cuisses, elle essaye déjà de faire des bonds.

11 h. 24 m., resp. pendant la 1/2 m. 25; elle se meut d'elle-même.

11 h. 25 m., resp. pendant la 1/2 m. 30.

11 h. 26 m.   —   —   25.

2 h. La grenouille respire librement dans le verre et fait des mouvements spontanés.

Ce cas, où la dose a été deux fois plus grande que dans l'expérience précédente, montre encore plus clairement que l'action a lieu sans que la respiration soit accélérée. Après 18 m. déjà, il y a anesthésie complète, qui dure plus de vingt heures; l'animal revient, en peu d'heures, à son état normal.

J'ai injecté la même dose à la même grenouille pour faire l'expérience suivante :

Observation III.

11 h. 30 m. du matin. L'animal est aussi vif qu'au premier jour; au moindre attouchement, il saute en dehors du verre.

11 h. 31 m., il reçoit en injection sous-cutanée 0,05 gram. de chloral dissous dans un 1/8 cc. d'eau.

11 h. 46 m., la grenouille se trouve de nouveau dans un état d'anesthésie complète. Resp. 24 pendant la 1/2 m.

On fait d'abord une incision circulaire dans la peau de la cuisse supérieure; aucun mouvement ne se produit. On coupe ensuite la cuisse supérieure; une incision dans le membre amputé fait naître une convulsion, mais pas d'autre mouvement.

11 h. 50 m., resp. dans la 1/2 m. 24.

Cette expérience montre une fois de plus que l'anesthésie est complète. L'irritabilité réflexe a disparu; en effet, une section de l'ischiatique des cuisses supérieures ne provoque pas de mouvement réflexe; seulement, une section dans la cuisse amputée amène une convulsion qui, auparavant, ne pouvait pas être obtenue par action réflexe.

Comme, dans les expériences précédentes, on n'avait pas pu tenir compte de l'action du chloral sur le cœur, j'ai fait les suivantes avec des grenouilles.

OBSERVATION IV.

Une grenouille est fixée sur une planche ; le sternum est mis à nu, de manière que les pulsations du cœur soient clairement visibles.

      10 h. 40 m., puls. du cœur dans la 1/2 m. 35.

10 h. 41 m.	—	—	35.
10 h. 42 m.	—	—	· 35.
10 h. 45 m.	—	—	35.

La grenouille reçoit une injection de 0,025 gr. de chloral hydraté, dissous dans 1/8 cc. d'eau.

      10 h. 46 m., puls. du cœur dans la 1/2 m. 34.

10 h. 47 m.	—	—	32.
10 h. 48 m.	—	—	32.
10 h. 49 m.	—	—	31.
10 h. 52 m.	—	—	· 28.
10 h. 53 m.	—	—	28.
10 h. 54 m.	—	—	26.

La grenouille n'est plus fixée ; ni pression ni piqûre ne produisent d'action réflexe.

      10 h. 56 m. puls. du cœur dans la 1/2 m. 26.

10 h. 57 m.	—	—	23.
10 h. 58 m.	—	—	23.
10 h. 59 m.	—	—	23.
11 h.	—	—	22.
11 h. 2 m.	—	—	21.
11 h. 4 m.	—	—	21.
11 h. 6 m.	—	—	22.
11 h. 10 m.	—	—	20.
11 h. 11 m.	—	—	20.

On coupe la cuisse droite inférieure ; il ne se produit pas de mouvement réflexe, même après une seconde section.

11 h. 13 m. puls. du cœur dans la 1/2 m.   19.
11 h. 14 m.   —   —   19.
11 h. 15 m.   —   —   18.
11 h. 16 m.   —   —   16.
11 h. 17 m., on coupe la cuisse supérieure ; pas de mouvement réflexe.
Puls. du cœur dans la 1/2 m. 16.

OBSERVATION V.

Une grenouille, dont le cœur est mis à nu comme précédemment, est étendue sur une planche.
8 h. 55 m. puls. du cœur dans la 1/2 m.   30.
8 h. 56 m.   —   —   30.
8 h. 57 m.   —   —   31.
8 h. 58 m.   —   —   31.
A 9 h., on fait à la grenouille une injection sous-cutanée de 0,1 gr. de chloral hydraté, dissous dans l'eau.
9 h. 1 m., puls. du cœur dans la 1/2 m. 30.
9 h. 2 m.   —   —   31.
9 h. 3 m.   —   —   30.
9 h. 4 m.   —   —   29.
9 h. 6 m.   —   —   26.
9 h. 7 m.   —   —   25.
9 h. 8 m.   —   —   25.
9 h. 9 m.   —·   —   23.
9 h. 10 m.   —   —   21.
9 h. 15 m., cœur en repos. Les ventricules sont tendus et les oreillettes remplies de sang.

OBSERVATION VI.

Une grenouille de grandeur moyenne est, comme précédemment, fixée sur une planche, le cœur mis à nu :

9 h. 34 m., puls. du cœur dans la 1/2 minute 40.

9 h. 35 m.	—	—	42.
9 h. 37 m.	—	—	42.
9 h. 38 m.	—	—	42.

9 h. 39 m., la grenouille reçoit en injection sous-cutanée 0,1 gr. de chloral hydraté.

9 h. 40 m., puls. du cœur dans la 1/2 m. 42.

9 h. 41 m.	—	—	42.
9 h. 42 m.	—	—	40.
9 h. 43 m.	—	—	38.
9 h. 44 m.	—	—	33.
9 h. 45 m.	—	—	26.
9 h. 46 m.	—	—	20.
9 h. 47 m.	—	—	18.
9 h. 48 m.	—	—	16.
9 h. 50 m.	—	—	6.

Les dernières pulsations se suivent irrégulièrement.

9 h. 54 m. Le cœur est en repos. Les ventricules et les oreillettes remplis de sang. On coupe le cœur, il cesse de battre, même quand on le touche fortement. On coupe le ventricule au-dessous des cellules ganglionnaires, chaque attouchement fait naître une contraction.

Il ressort de ces expériences que l'action n'a lieu sur le cœur que lorsqu'elle s'est déjà exercée sur le cerveau et la moelle épinière, et quand finalement le cœur est atteint, ce sont également les ganglions qui sont frappés. Une action du nerf vague n'est pas probable, puisque le cœur, coupé, cesse de battre. On ne peut pas admettre davantage qu'il y ait action directe sur la musculature du cœur, car, lorsque par une section on délivre le ventricule de l'influence des cellules ganglionnaires et qu'on vient ensuite à l'irriter, il manifeste une contraction, absolument comme dans l'état normal du cœur.

Le chloral agit d'une manière analogue sur les lapins.

OBSERVATION VII.

Je me servis d'un grand lapin noir, très-agile.

A midi 29 m., on excite l'animal par l'attouchement. Pouls, 40, 43, 40 dans le 1/4 m. La fréquence des pulsations ne permet pas de les compter.

Midi 34 m., le lapin reçoit en injection sous-cutanée 1,0 gr. de chloral hydraté, dissous dans l'eau ; l'animal reste tranquille.

Midi 38 m., resp. 39 dans le 1/4 m. Le lapin fait des mouvements spontanés.

Midi 40 m., resp. 31 dans le 1/4 m. Le lapin, en s'asseyant, glisse un peu avec les pattes de devant, mais se redresse immédiatement et tout seul.

Midi 42 m., resp. 31 dans le 1/4 m. Soulevé par les oreilles, l'animal laisse tomber ses jambes sans les ramener à soi, comme il le faisait avant l'expérience. Quand on le couche, il reprend de lui-même sa première position. Il laisse glisser les pattes de devant sans les retirer. Cependant, quand on exerce une pression, il les ramène à soi.

Midi 45 m., resp. 19 dans la 1/2 m. Quand on couche l'animal, il ne se redresse qu'incomplétement ; les jambes de derrière restent étendues ; quand on exerce une pression sur les pattes, il se redresse entièrement.

Midi 49 m., resp. 20 dans la 1/2 m. L'animal penche la tête ; les pattes glissent, il les ramène, elles glissent de nouveau et il les ramène encore.

Midi 53 m. On peut, sans rencontrer de résistance, coucher de côté les extrémités postérieures. Si on couche l'animal complétement, il se redresse de lui-même. Il laisse tomber la tête de manière que la moustache touche la table.

Midi 56 m., resp. 23 dans la 1/2 m. On peut coucher

l'animal sans qu'il essaye de se redresser; quand on pique dans les jambes, il les retire; les pupilles se contractent.

Midi 59 m., resp. 20 dans la 1/2 m. L'animal est encore étendu. On peut obtenir sur les jambes des mouvements réflexes sans qu'il essaye de relever la tête. Quand on le soulève, quelques groupes de muscles se tendent.

1 h. 2 m., resp. 19 dans la 1/2 m. La prunelle est tournée en dedans; quand on fait une piqûre dans la cornée, aucune réaction ne se manifeste; tandis que les piqûres faites dans les extrémités produisent encore des mouvements. On peut soulever l'animal comme un cadavre, le mettre dans toutes les positions, même le suspendre au dossier d'une chaise; il continue à respirer tranquillement.

1 h. 6 m.: resp., 19 dans la 1/2 m.
1 h. 10 m.:   —   17   —
1 h. 13 m.:   —   19   —

Quand on pique, soit dans les extrémités antérieures, soit dans les extrémités postérieures, le lapin ne bouge pas.

1 h. 16 m. On brûle la patte de derrière avec un *fil de fer chauffé au rouge;* pas de mouvement.

1 h. 17 m.: on répète l'expérience du fil de fer : une brûlure très-profonde amène une légère convulsion.

1 h. 36 m., resp. dans la 1/2 m. 14
1 h. 38 m.   —   —   14
1 h. 40 m.   —   —   13

1 h. 41 m. : on fait pénétrer profondément le fil rouge dans la peau, jusqu'aux muscles; pas de mouvement. Resp. 18 dans la 1/2 m.

1 h. 43 m., resp. dans la 1/2 m. 14
1 h. 45 m.   —   —   13

Le cœur bat comme au commencement; les pulsations sont si rapides qu'on ne peut les compter.

1 h. 48 m., resp. dans la 1/2 m. 13
2 h. 35 m.   —   —   13
2 h. 36 m.   —   —   13
2 h. 45 m.   —   —   13

3 h. 30 m., resp. dans la 1/2 m. 13

3 h. 45 m.   —   —   13

4 h. 30 m.   —   —   13

4 h. 31 m.   —   —   13

4 h. 45 m.: on presse fortement sur les extrémités inférieures; l'animal essaye de soulever un peu la tête.

7 h. 15 m.: le lapin se redresse, chancelle un peu en vou-
lant s'asseoir, il reste, les yeux fermés, dans cette position
jusqu'à 9 h.; il commence ensuite à manger le fourrage
qu'on lui jette.

9 h. 30 m.: quand on le touche, il se sauve.

OBSERVATION VIII.

Je pris un grand lapin gris, excessivement vif. Resp., 70,
65, 70 dans la 1/2 m.

1 h. 28 m., l'animal reçoit, sur le dos, une injection sous-
cutanée de 1 gr. de chloral dissous dans 2 cc. d'eau.

1 h. 29 m., resp. 70 dans la 1/2 m.

1 h. 35 m., l'animal court, ses mouvements sont très-vifs,
resp. 75 dans la 1/2 m.

1 h. 41 m.: il ne se laisse pas encore coucher.

1 h. 44 m.: resp. 42 dans la 1/2 m. Il penche la tête; on
peut coucher de côté les extrémités postérieures sans qu'il
les retire.

1 h. 47 m., resp. 43 dans la 12 m. La fente palpébrale
devient plus petite; l'animal tombe de lui-même, mais se
redresse.

1 h. 49 m., resp. dans la 1/2 m. 41

1 h. 52 m.   —   —   28

1 h. 53 m.: on peut le mettre dans toutes les positions;
quand on le soulève, il se laisse pendre; une forte pression
sur les extrémités postérieures provoque de faibles mouvements.

1 h. 55 m.: resp. dans la 1/2 m. 28. La pupille, un peu rétrécie, est sensible aux impressions lumineuses.

    1 h. 58 m., resp. dans la 1/2 m. 26
    1 h. 59 m.   —   —   26

Des piqûres superficielles, faites à l'aide d'une aiguille, ne produisent pas de mouvements réflexes. Des piqûres profondes occasionnent des convulsions.

2 h. 2 m.: l'animal est insensible aux piqûres profondes. Quand on presse fortement sur la cornée, il fait un très-léger mouvement.

    2 h. 3 m., resp. dans la 1/2 m. 26
    2 h. 9 m.   —   —   26
    2 h. 10 m.   —   —   25

On peut voir, à travers la paroi du ventre, de très-vifs mouvements péristaltiques.

2 h. 14 m. On applique sur la peau un fil de fer chauffé à blanc; pas de mouvement.

2 h. 21 m., resp. dans la 1/2 m. 25. On brûle l'oreille avec un gros fil rouge : pas de mouvement; une très-forte pression produit une légère convulsion.

    3 h. 6 m., resp. dans la 1/2 m. 23
    3 h. 7 m.   —   —   23
    3 h. 15 m.   —   —   20
    3 h. 16 m.   —   —   20
    3 h. 52 m.   —   —   18
    3 h. 53 m.   —   —   18
    6 h. 15 m.   —   —   17
    6 h. 16 m.   —   —   17

Le lapin respire librement; on le soulève, il laisse pendre son corps; on presse fortement sur les extrémités, il veut soulever un peu la tête. Comme il s'est considérablement refroidi, on le couvre avec un drap,

    7 h. 15 m., resp. dans la 1/2 m. 19
    7 h. 16 m.   —   —   19

7 h. 32 m., resp. 23 dans la 1/2 m. L'animal veut se

redresser ; on l'assied, les jambes glissent ; il reste assis tranquillement dans cette position, les yeux fermés.

7 h. 34 m., la tête se penche ; resp. 23 dans la 1/2 m.

7 h. 35 m.,	resp. dans	la 1/2 m.	19
7 h. 36 m.	—	—	17
7 h. 37 m.	—	—	19
7 h. 38 m.	—	—	19
7 h. 38 m.	—	—	18

7 h. 43 m., l'animal ramène les pattes de devant ; la tête est penchée et les yeux fermés.

7 h. 50 m., il bouge de sa place en chancelant et se rassied ensuite dans sa position habituelle.

7 h. 51 m., il fait un léger mouvement, reste assis ensuite en maintenant droit la tête et les yeux fermés.

7 h. 52 m., la tête retombe sur le côté.

7 h. 55 m., resp. dans la 1/2 m., 20.

7 h. 56 m., resp. dans la 1/2 m., 22. Il est assis, tenant la tête droite et les yeux fermés.

7 h. 58 m.,	resp. dans la 1/2 m.	20
7 h. 59 m.	—	—	20

8 h. 3 m. : le lapin, quoique assoupi encore, commence à manger l'avoine qu'on lui a jeté.

8 h. 5 m.,	resp. dans la 1/2 m.	23
8 h. 10 m.	—	—	20

L'animal est tranquille et continue à dormir. On le secoue ; il se met à manger avec avidité.

9 h. Le lapin est revenu entièrement à son état normal ; resp. 65, 70, 65 dans la 1/2 m.

OBSERVATION IX.

A 7 h. 30 m. du soir, 4 lapins de moyenne grandeur reçurent, en injection sous-cutanée, les deux premiers 0,9, le troisième 1,8, le quatrième 3,6 gr. de chloral hydraté ; les deux premiers dormirent jusqu'au lendemain matin ; le troisième, jusqu'à midi ; le quatrième mourut dans la nuit.

Observation X.

Un lapin noir, de grandeur moyenne, reçoit à 1 h. 30 m. 2,0 gr. de chloral hydraté dissous dans l'eau.

1 h. 32 m,, resp. dans la 1/2 m. 71.

1 h. 33 m., l'animal reste tranquillement assis, ses paupières s'affaissent un peu.

1 h. 36 m., resp. dans la 1/2 m. 66

1 h. 40 m.   —   —   51

1 h. 43 m.: on fait une nouvelle injection sous-cutanée de 1 gr. de chloral hydraté.

1 h. 45 m.: resp. dans la 1/2 m. 40 ; le lapin laisse tomber la tête.

1 h. 49 m.: il s'est complétement couché ; il est étendu sur la table ; pupille rétrécie ; pincé fortement, il bouge.

1 h. 51 m., resp. dans la 1/2 m. 36

1 h. 56 m.   —   —   27

1 h. 57 m.   —   —   27

2 h., resp. dans la 1/2 m. 25. On fait une piqûre profonde, pas de mouvement ; cornée absolument insensible.

2 h. 4 m., respiration irrégulière. Dyspnée.

2 h. 7 m., resp. dans la 1/2 m. 41 ⎫
2 h. 12 m.   —   —   36 ⎬ resp. irrégulière
2 h. 13 m.   —   —   36 ⎭ et saccadée.

2 h. 20 m.: la dyspnée continue jusqu'à 3 h., puis survient la mort.

L'autopsie montra que les ventricules et les oreillettes étaient fortement remplis de sang noir. Les poumons étaient, à certains endroits, atélectasiés, à d'autres, emphysémateux. En dehors de cela, rien de particulier.

OBSERVATION XI.

A 2 h. 3 m., un lapin noir, de grandeur moyenne, reçut, en injection hypodermique, 2,5 gr. de chloral hydraté.

2 h. 4 m. : l'animal court encore.

2 h. 5 m. : penche la tête.

2 h. 7 m. : on peut étendre les jambes de derrière.

2 h. 8 m. : la tête s'affaisse; on peut coucher complétement l'animal.

2 h. 9 m. : on touche la cornée, mouvement léger des paupières ; on soulève le corps, il reste inerte. L'application d'un fil rouge sur la peau ne produit pas de mouvement.

2 h. 32 m., resp. dans la 1/2 m. 19.

2 h. 33 m. — — 19.

2 h. 37 m. : nouvelle injection de 1 gr. de chloral.

2 h. 40 m. : resp. dans la 1/2 m. 18. Les pulsations ne peuvent pas encore être comptées.

2 h. 45. m. : respiration régulière, mais saccadée.

2 h. 48 m. : resp. 15 dans la 1/2 m., légère dyspnée.

3 h. 10 m. : même état.

3 h. 15 m. : les battements du cœur se ralentissent, mais sont encore difficiles à compter.

3 h. 30 m. : resp. 7 dans la 1/2 m. On remarque aux lèvres une teinte légèrement bleuâtre.

3 h. 55 m. : ni resp. ni puls.

Après la dissection, les ventricules étaient remplis de sang, les poumons étaient normaux et riches en sang. Les autres organes normaux.

Ces expériences prouvent que le chloral agit sur les lapins de la même manière que sur les grenouilles.

Il résulte de la septième expérience qu'après 6 minutes, 1,0 gr. de chloral exerce déjà une action sur un grand lapin sans que la période de l'excitation se soit manifestée par l'accélération respiratoire. 34 m. après l'introduction de la substance survient l'état narcotique. La cautérisation ne produit aucune convulsion. Il faut remarquer cependant, — et les expériences ultérieures ont confirmé ce fait, — que pendant l'état narcotique, alors même que l'animal reste insensible à la cautérisation ou à la piqûre, la pression sur les pattes et les oreilles lui fait faire un mouvement. Dans la période de l'hypnotisme, quand les animaux se laissent manier comme des corps inanimés, ils commencent à crier si l'on presse fortement sur les pattes. J'ai eu souvent l'occasion d'observer les mêmes faits sur des lapins qu'on chloroformise lentement. La respiration se ralentit considérablement. L'action du cœur, même au moment de l'état narcotique, ne s'est pas sensiblement affaiblie. Après être resté pendant 8 h. 1/2 dans cet état, l'animal commence à prendre sa nourriture. A peine redressé et les yeux encore fermés, le lapin se met immédiatement à manger, dès qu'il entend tomber l'avoine, ou qu'il sent les feuilles de choux. Je cite ce fait, qui s'est répété à toutes les expériences, parce qu'il montre, je crois, que l'état général de l'économie ne subit pas d'altération. L'observation n° 8 montre l'action du chloral de la même manière ; les observations 10 et 11 mettent en lumière l'action de la dose mortelle : 2, 5 ou 3,0 gr. entraînent après 50 m. la mort en paralysant le cœur. Dans ce cas aussi, se manifestent l'hypnotisme et l'anesthésie.

Je crois pouvoir arrêter ici ces expériences, destinées à mettre en parallèle l'action physiologique du chloral et celle du chloroforme ; j'ajoute seulement que le chloral exerce la même action sur les chiens que sur les grenouilles et les lapins. Il m'a fallu 6 gr. de chloral pour faire tomber un chien de grandeur moyenne dans l'insensibilité complète.

EXPÉRIENCES THÉRAPEUTIQUES.

Les expériences qu'on vient de décrire avaient montré l'action du chloral d'une manière si précise, qu'il n'y avait aucune témérité à en faire application à l'homme. L'injection sous-cutanée de cette substance n'ayant occasionné chez les animaux aucune irritation locale, il n'y avait pas de raison pour ne pas supposer la même chose chez l'homme. L'expérience a confirmé complétement cette prévision. Plusieurs aliénés ont reçu d'abord en injection sous-cutanée 0,9 cc. d'eau renfermant 0,45 gr. de chloral hydraté; il ne s'est manifesté ni action générale, ni action locale; l'injection ne fut douloureuse que chez un seul malade; c'était un hypochondriaque auquel, suivant M. le docteur Jastrowitz, la percussion du thorax avait déjà causé des douleurs. Pour obtenir une action, il me fallut donc employer des doses plus fortes.

Grâce à l'aimable obligeance avec laquelle MM. les professeurs Westphal, Joseph Meyer, Bardeleben, Virchow et de Langenbeck ont mis à ma disposition les malades de leurs services, il m'a été possible d'exécuter ces expériences; je saisis cette occasion pour leur exprimer ma gratitude. Je remercie également MM. Berkofski, Thilo, Fuhrmann, Jastrowitz et Trendelenburg pour l'appui bienveillant qu'ils m'ont prêté.

1

(Service des aliénés de l'hôpital de la Charité, M. le professeur Westphal.)

Stöckel, quarante-deux ans, atteint d'épilepsie et tourmenté de conceptions délirantes. Le malade croit qu'il est condamné à être brûlé, dans son inquiétude, il quitte souvent son lit ; il souffre d'insomnie. Il reçut, en 3 ponctions sous la peau du bras supérieur, une injection de 1,85 gr. de chloral hydraté dans 2,7 cc. d'eau. Le malade ne fit aucun mouvement qui pût faire supposer de la douleur. Après 3 m., il commence à bâiller et cligne fréquemment des yeux. Après 10 m., il ferme les yeux complétement ; quand on les touche, il les rouvre pour les refermer aussitôt. Au bout d'une heure, on pique le malade avec une aiguille ; il se réveille, mais referme immédiatement les yeux. Son sommeil dure en tout trois heures. A son réveil, il prend son repas comme d'ordinaire. J'ai fait cette expérience trois fois sur le même malade, avec la même dose et le même succès.

II

(Service des aliénés de l'hôpital de la Charité, M. le professeur Westphal.)

Femme H..., trente-neuf ans, souffrant de paralysie progressive, reçut en injection la même dose. Au bout d'un quart d'heure, elle s'endormit, se réveilla après une demi-heure et déjeuna comme d'ordinaire ; réveillée, elle s'assoupissait continuellement en faisant de la charpie. Le lendemain matin encore, assise sur une chaise, elle s'endormit et tomba à terre.

III

(Service des aliénés de l'hôpital de la Charité, M. le professeur Westphal.)

Femme J..., vingt-trois ans, idiote, sujette à de vives illusions de sens, reçut à midi 45 m. 1,58 gr. de chloral dissous dans l'eau. Elle s'endormit au bout d'une demi-heure, et le sommeil dura une heure. Elle se plaignit ensuite de vertiges ; elle fut obligée de se recoucher et dormit encore pendant deux heures. Le lendemain, sa tête était encore lourde.

En résumé, une dose moyenne de 1,5 gr. détermine en peu de temps l'état narcotique. Chez le malade Stöckel, l'effet est déjà produit après les premières minutes ; dans les deux autres cas, l'action est moins rapide, mais également intense et plus durable. Le pouls, qu'on observait particulièrement, et la respiration se comportaient comme dans le sommeil physiologique. La teinte du visage était normale.

Comme, dans les injections sous-cutanées, il avait fallu des doses relativement fortes pour produire un effet, je me décidai à introduire le chloral hydraté par les voies digestives. Au commencement, je me tins à la dose que j'avais employée pour les injections sous-cutanées, et je donne ci-après la relation de deux observations de ce genre.

IV

(Hôpital de la Charité : service des maladies nerveuses, M. le professeur Westphal, 31 mai 1869.)

Albert Jaensch, vingt-sept ans, ébéniste, admis à l'hôpital le 21 mars 1868, souffre d'une spondylite depuis le 17 décembre 1867. Le malade se plaint fréquemment de grandes douleurs dans les vertèbres, il est survenu en outre un décubitus assez considérable. Les douleurs lui causent souvent des insomnies, il reçut de fréquentes injections de morphine en dose de 0,045 gr. (4 à 5 fois par jour), mais sans effet.

Le 31 mai, à 11 h. 30 m., le malade reçoit 1,35 gr. de chloral hydraté dans un verre d'eau. 11 h. 35 m., le malade se dit fatigué, comme s'il avait envie de dormir.

11 h. 40 m. : il commence à cligner des yeux ; questionné, il dit qu'il n'a ni maux de tête, ni bourdonnements d'oreilles. On lui demande s'il se sent à l'aise ; il répond que oui.

11 h. 42 m. : il exprime la crainte d'être opéré et ajoute qu'il ne veut pas dormir ; pendant qu'il parle, ses paupières s'affaissent.

11 h. 47 m. : il a les yeux fermés; il dort. Respiration tranquille. Appelé, il ouvre les yeux, les referme aussitôt et continue son sommeil.

3 h.: il dort. Appelé, il se réveille légèrement et dort ensuite jusqu'à 5 heures. Le malade a encore grande envie de dormir. On lui demande pourquoi il ne dort pas, il répond qu'il a été souvent dérangé. Il n'accuse pas de douleurs.

V

(Service de M. le professeur Joseph Meyer.)

Bischoff, quarante-trois ans, souffre probablement d'un carcinome du foie ; la maladie a un cours assez rapide. Douleurs fréquentes dans la région hypogastrique; insomnies. On lui avait administré 0,06 gr. de chlorhydrate de morphine en injections et quelquefois 0,01 gr. de la même substance en poudre. Là-dessus, il n'avait dormi qu'une heure. Le malade souffre fréquemment de troubles gastriques; il vomit souvent.

A 10 h. 30 m., je lui donnai 1,35 gr. de chloral hydraté, dissous dans un demi-verre d'eau. Au bout de cinq minutes, il se coucha, ferma les yeux et s'endormit. Après dix minutes, on le secoua en l'appelant à haute voix. Bischoff se réveilla en sursaut, répondit clairement aux questions qu'on lui posa, se recoucha ensuite dans sa première position et continua son sommeil. Je vins le visiter à midi, et je le trouvai dormant; secoué, il ne bougea pas. Il s'éveilla vers cinq heures. Interrogé sur son état, il répondit qu'il souffrait un peu dans la région des tempes et qu'il se sentait pris de vertige. Mais il n'accusa ni oppression, ni mal de cœur. Le réveil du patient avait été provoqué par la visite des malades. Il avait donc dormi 6 heures 1/2, tandis que la morphine ne lui avait procuré qu'un sommeil de 4 heures. Le lendemain matin, le malade dit que les maux de tête n'avaient pas duré longtemps.

Il est à remarquer, dans ces deux cas, que la dose administrée par les voies digestives n'a pas besoin d'être plus élevée que dans les injections ; il faut cependant tenir compte de ce que les injections ont été administrées à des aliénés. Dans les deux cas précédents, l'action se fait sentir dans l'espace de cinq minutes. L'affaissement progressif des yeux, observé chez le malade Albert Jaensch, ne se distingue en rien de l'effet que produit une fatigue excessive. Ces deux cas nous permettent aussi d'établir un parallèle entre l'action de la morphine et celle du chloral. Chez aucun des malades qui avaient reçu du chloral ne s'était manifestée, ni au début, ni après coup, la période de l'irritation ; la morphine, au contraire, n'exerce le plus souvent son action soporifique qu'après plusieurs heures et amène souvent des troubles gastriques. Ainsi, chez le malade Bischoff, les injections de morphine avaient augmenté les troubles de l'estomac, sans produire un effet hypnotique persistant ; tandis que le chloral ne lui avait occasionné aucun malaise. Du reste, indépendamment des expériences faites sur les animaux, les observations I et II ont montré clairement que le chloral ne cause pas de troubles gastriques.

Les expériences suivantes, dans lesquelles la dose administrée a été plus grande, peuvent également servir à comparer l'action du chloral avec celle de la morphine.

VI

(Hôpital de la Charité : service chirurgical de M. Bardeleben.)

Henriette Pollex, trente-quatre ans, est atteinte d'une arthrite aiguë extrêmement douloureuse du poignet droit.

Le 31 mai, dans l'après-midi, elle se plaignait de grandes douleurs dans cette articulation. Elle n'avait pas pu dormir toute la nuit précédente.

A 11 h. 45 m. j'administrai à la malade 1,78 gr. de chloral dans un verre d'eau. Après un quart d'heure, aucun effet ne s'était produit.

A midi et demi, on appliqua sur le poignet malade douze sangsues qui avaient été ordonnées avant l'administration du chloral. Pendant cette opération, elle se sentit prise de fatigue et s'endormit profondément, pendant que les sangsues buvaient ; ce sommeil dura environ une demi-heure ; quand elle se réveilla, elle sentait encore le besoin de dormir ; elle se plaignait de douleurs dans la région du front et des tempes. L'après-midi, elle passa plusieurs heures dans un demi-sommeil et dormit la nuit suivante comme elle n'avait pas encore dormi, disait-elle, depuis qu'elle était malade.

La patiente croyait que ce sommeil provenait d'un changement survenu dans son bras.

VI a.

(Hôpital de la Charité : service chirurgical de M. le professeur Bardeleben.)

Henriette Pollex (voy. obs. VI). — Bien que l'articulation malade fût maintenue immobile par un appareil plâtré, elle était tellement sensible que le moindre attouchement, par exemple l'application d'une vessie légère contenant de la glace, produisait des douleurs considérables.

A 10 h. 50 m. du matin (2 juin), j'administre à la malade 2,0 gr. d'hydrate de chloral dans un verre d'eau. Après 10 minutes, elle ferma les yeux et offrit l'aspect d'un sommeil calme. Quand on l'appelle, elle ouvre les yeux, mais pour les refermer aussitôt. Sur notre demande, elle montre sa langue, mais la retire immédiatement et continue à dormir tranquillement. On touche le poignet malade ; elle se réveille alors, sans toutefois donner des signes de sensation douloureuse. Elle se rendort tout de suite. Cependant une forte pression, exercée sur l'articulation malade, provoque dans la physionomie quelques signes de douleur. Après que la malade se fut rendormie, et dans le but de mieux immobiliser l'articulation, on entoura l'extrémité souffrante d'un cataplasme de plâtre, et l'on enroula celui-ci de tours de bandes, opération à laquelle, suivant M. le docteur Berkofsky, on avait dû jusque-là renoncer, parce qu'elle produisait de trop fortes douleurs. Pendant l'application de ce bandage, la malade ouvre plusieurs fois les yeux, regarde son membre souffrant, mais ne manifeste aucune douleur. L'application terminée, elle se rendort tranquillement ; elle ne se réveille qu'à midi 20 m., et demande à boire ; elle se sent parfaitement bien, prétend avoir dormi avec calme et sans avoir de rêves ; elle ne sait rien du changement de l'appareil qui a été opéré pendant l'état narcotique. Questionnée par nous, elle affirme n'éprouver aucun symptôme désagréable.

VI b.

(Charité : service chirurgical de M. le professeur Bardeleben, 26 juin 1869.)

Henriette Pollex (voy. obs. VI). — Les douleurs dans le membre souffrant avaient été si grandes dans la nuit du 25 au 26, que la malade n'avait pas pu dormir. Les douleurs étaient encore fortes le matin ; elle avait en outre des maux de tête qui provenaient, disait-elle, de ce qu'elle avait beaucoup pleuré dans la nuit. Elle avait reçu du chlorhydrate de morphine qui l'avait fait vomir.

A 11 h. 5 m., la malade reçut 2,1 gr. d'hydrate de chloral (chloral hydraté, 2,1 gr. ; eau, 15 gr. ; sirop d'écorce d'orange, 150 gr.). Cette solution était préparée depuis quatre jours.

A 11 h. 15 m, elle s'endormit. Pendant le sommeil, la malade toucha, à plusieurs reprises, avec la main gauche saine, la partie malade ; sa physionomie exprimait de la douleur ; elle n'ouvrait toutefois pas les yeux. Elle se réveilla à midi 30 m. et dormit de nouveau pendant un quart d'heure.

A 4 h. elle dormait encore.

A 4 h. 15 m. je demandai à la malade comment elle se portait ; elle affirma avoir des maux de tête, mais pas plus

intenses qu'au matin. Elle se disait fatiguée et disposée à
dormir.

VII

(Charité : service des aliénés, 2 juillet 1869.)

Sturmer, trente ans, agriculteur, se trouve à la Charité
depuis neuf jours, souffre de paralysie progressive et est
depuis son admission dans un état de folie furieuse. Il court
avec frénésie dans la salle, se déshabille, se barbouille de
lie, crache sur soi et crie qu'il est fou. On est obligé de
l'isoler. La nuit, il ne dort pas; son humeur est tantôt
gaie, tantôt sombre; quelquefois, il pleure et crie à la fois.
Le 14 juin, il avait reçu 0,25 gr. de morphine sans éprouver d'effet; il ne dormit pas du tout la nuit suivante.

Le 2 juillet, à 5 h., 40 m. de l'après-midi, j'administrai
au malade 3,5 gr. d'hydrate de chloral, dissous dans 15 gr.
d'eau et 15 gr. de sirop d'écorce d'orange; il avala le
breuvage d'un seul trait (pouls 96). Avant, pendant et
immédiatement après l'absorption du médicament, il était
turbulent comme à l'ordinaire, dansait dans la chambre en
chantant et en sifflant. On le mit au lit, où il continua le
même train pendant quelque temps. Dix minutes après, il
commença à pleurer et à crier, parce qu'on ne lui donnait
pas de soupe (on la distribuait justement), il en réclamait
en proférant des menaces. Les yeux étaient fermés; sur
notre demande, il les ouvrit, mais les referma aussitôt.

Après 22 m. survint le sommeil (pouls, 96). La respiration se modifia, de façon qu'à 2, 3 ou 4 inspirations suc-
cédait un arrêt assez long pendant lequel on ne remarquait
pas de mouvements respiratoires. Après peu de temps toutefois, la respiration devint régulière (28 à la minute); rien
n'était changé dans l'état des pupilles. Quand on appelait à
haute voix le malade, il ne répondait pas. Je lui criai dans
l'oreille, il se réveilla, murmura quelques mots inintelligibles

et se rendormit aussitôt. On le piqua dans la plante des pieds, il y eut des mouvements réflexes, mais pas de locomotion. On fit des piqûres assez profondes dans la paume de la main, il retira le bras. On le piqua au visage, il y porta la main, sans toutefois ouvrir les yeux.

Après 32 m., pouls, 72.

Après 47 m., pouls, 66 ; resp. 24.

A 9 h. du soir, le malade se réveille et reste éveillé dans son lit toute la nuit. Il ne fut pas nécessaire de l'isoler comme de coutume. Le lendemain, il était revenu à son premier état.

Appendice. Je crois devoir mentionner ici une expérience thérapeutique que M. le docteur Jastrowitz a faite plus tard sur Sturmer. Le 7 juin, le malade, après une journée très-agitée, reçut à 7 h. du soir, dans l'avant-bras, une injection sous-cutanée de 0,03 gr. de chlorhydrate de morphine. Le patient fut mis au lit et chloroformisé un quart d'heure plus tard. L'état narcotique survint facilement, il se réveilla au bout d'une demi-heure et voulut sauter brusquement en dehors du lit. Le médicament n'avait du reste produit d'autre effet qu'un peu de fatigue.

Le cas de la femme Pollex démontre qu'une dose un peu élevée amène un certain degré d'anesthésie. Cette malade, très-sensible, se laissa poser douze sangsues ; d'ordinaire, le moindre attouchement du poignet malade provoquait les plus violentes douleurs. L'anesthésie n'était pas tout à fait passagère, puisque la malade, sans se réveiller et sans en rien savoir plus tard, se laissa mettre un bandage ce qui, suivant MM. Bardeleben et Berkofsky, n'eût pas été possible sans anesthésie. Nous remarquons, toutefois, très-nettement chez cette malade la différence déjà signalée entre l'action de la morphine et celle du chloral. Après avoir pris de la morphine, la patiente, au lieu de dormir, vomit ; le chloral, au contraire, produisit un effet hypnotique dans toutes les trois observations. L'interruption du sommeil s'explique par ce que la malade avait reçu la dose le jour et qu'elle était couchée dans une salle où l'accumulation de nombreux malades occasionnait de fréquents dérangements.

La solution de l'hydrate de chloral dans l'eau est un peu amère et laisse dans la gorge de beaucoup de malades un arrière-goût âcre. Des nombreux correctifs que j'ai employés, c'est le sirop d'écorce d'orange qui m'a paru le plus convenable, car il donne aux médicaments un goût très-agréable, amer et doux à la fois. L'observation VI a m'a montré que notre substance conservée dans cette solution ne perd rien de son efficacité.

Dans l'observation VII, une dose de 3,5 grammes a fait dormir un aliéné très-surexcité pendant 2 h. 45 m. et a produit même, après le sommeil, une action calmante. Ni le pouls, ni la respiration n'étaient, au bout d'une heure de sommeil, descendus au-dessous de l'état normal.

Ce qui montre qu'une action hypnotique était difficile à produire chez ce malade, c'est qu'on lui avait donné de la morphine et de la morphine combinée avec du chloroforme sans pouvoir le faire dormir plus d'une demi-heure, et cependant cette combinaison est toujours employée quand on veut produire un hypnotisme persistant.

L'observation suivante va montrer qu'une dose inférieure à 2 gr. ne suffit pas pour amener une anesthésie complète.

VIII

(Clinique chirurgicale, M. le professeur de Langenbeck, 6 juin 1869.)

Louise B..., vingt-deux ans, a été admise à la clinique de M. de Langenbeck, à cause d'un lupus étendu du nez, de la lèvre supérieure et de la langue. Elle boit depuis quinze jours une décoction de Zittmann, mais elle souffre depuis six mois d'un catarrhe bronchique et crache de temps en temps du sang; il y a de forts indices de tuberculose. Les menstrues sont peu abondantes et irrégulières; la malade offre l'aspect d'une hystérique.

A 1 h. 30 m. elle reçoit 1,8 gr. d'hydrate de chloral dans un verre d'eau. Après 5 m. déjà, elle commence à cligner des yeux; au bout de 20 m. elle dort profondément. De temps en temps, elle fait des mouvements convulsifs avec les bras. M. Langenbeck se met à cautériser, avec de la potasse caustique, la partie malade. La malade se réveille, crie et veut se défendre. Après la cautérisation, qui dure 2 m., la malade est complétement réveillée, reste assise et ferme les yeux dans cette position.

Après 12 m. elle se couche et continue à dormir.

A 4 h., elle se réveille et prétend avoir tout senti.

Quoique la dose de chloral employée n'ait pas suffi pour amener l'anesthésie, cette observation n'en est pas moins très-intéressante, puisqu'après une opération aussi douloureuse que la cautérisation faite avec de la potasse, l'action hypnotique a suivi son cours et contribué ainsi au soulagement.

IX

(Charité : service de M. le professeur Virchow, 8 juillet 1869.)

Louise Horn, cuisinière, admise le 31 mars, est tombée malade, le 28 mars, d'une endocardite et d'un eczéma de la jambe gauche; elle avait souffert auparavant de rhumatismes articulaires. L'endocardite avait entraîné une insuffisance de la valvule mitrale. La malade se plaint de fréquents vomissements et de maux de tête, ne dort pas la nuit, a de fréquentes attaques de dyspnée et des battements de cœur. Prescription digitale : plus tard, quand la fièvre eut cessé, infusion de valériane; en outre, la malade a reçu, quelquefois, pour combattre l'insomnie, 0,015 gr. de morphine, mais sans effet soporifique.

Je lui administrai le 8 juillet, à 1 h. 35 m. de l'après-midi, 1,85 gr. d'hydrate de chloral dans un verre d'eau; pouls 96.

2 h. 12 m., la malade tient les yeux demi-fermés, a de

temps en temps des frayeurs subites, croit tomber, se sent fatiguée et veut continuer de dormir.

2 h. 25 m., pouls 90 ; 2 h. 42 m., pouls 84, régulier et plein.

2 h. 48 m., pouls 80 ; elle dort.

3 h. 14 m. La malade se réveille, se plaint de lourdeurs dans la tête, prétend avoir bien dormi. Pouls 84. Les réponses sont faibles et somnolentes ; après quelques minutes, elle ferme complétement les yeux et dort tranquillement.

3 h. 52 m. Soupirs fréquents, ne répond pas quand on l'appelle ; lorsqu'on soulève les bras, ils retombent. Pouls 80.

Le 9 juillet 1869, au matin. La malade a bien dormi pendant la nuit. Pouls 96. Se plaint de maux de tête, mais n'éprouve aucun autre symptôme fâcheux.

9 h. 50 m. Elle se sent toujours fatiguée, a des battements de cœur ; point de nausée.

Il faut remarquer que la malade est une hystérique et que, suivant ses déclarations, elle aurait pu mieux dormir si, dans la crainte d'être opérée du cœur, comme elle l'avait demandé autrefois, elle n'eût lutté contre le sommeil.

Cet observation fait voir une fois de plus que le chloral agit plus énergiquement que la morphine ; en outre on peut l'appliquer sans crainte dans les maladies du cœur, puisqu'une dose hypnotique n'agit pas directement sur cet organe. Quant aux maux de tête éprouvés par la malade après son réveil, je crois qu'ils trouvent leur explication dans les efforts inutiles qu'elle fit pour résister au sommeil.

Au surplus, l'observation suivante prouve que les maux de tête ne sont pas une conséquence nécessaire de l'action du chloral.

X

(Charité : service chirurgical de M. le professeur Bardeleben, 5 juillet 1869.)

Wit, employé de chemin de fer, trente-trois ans. Écrasement du pied gauche. Entré le 24 avril 1869. Le 14 juin, le malade guérissait d'une pleurésie. Il toussait encore beaucoup avec expectoration catarrhale. Il a reçu à plusieurs reprises du chlorhydrate de morphine en poudre et en injection, sans effet soporifique.

A 6 h. 15 m., je lui administre 2,1 gr. d'hydrate de chloral dissous dans 15,0 gr. d'eau et 15,0 gr. de sirop d'écorce d'orange. Pouls 146. Resp. 30 à la minute.

6 h. 19 m., pouls 144, resp. 36.

6 h. 20 m., le malade dit qu'il a une forte constitution, que néanmoins le remède commence à agir.

6 h. 21 m., pouls 144, resp. 38.

6 h. 25 m., le malade cligne fréquemment des yeux.

6 h. 26 m., il laisse tomber les paupières, il fait agir son muscle sourcilier.

6 h. 27 m., la fente palpébrale devient de plus en plus petite.

6 h. 29 m., yeux fermés, le malade dort.

6 h. 30 m., pouls plus plein, 144. On n'a pas pu compter les mouvements respiratoires, parce que le malade a toussé et craché ; il a ouvert les yeux, mais s'est aussitôt rendormi.

6 h. 32 m., resp. 32.

6 h. 45 m., pouls 142 ; resp. 38. A 9 h. du soir, le malade se réveille et dit qu'il a bien dormi ; il n'a pas de maux de tête. Pouls 134 ; resp. 30.

Je revins le visiter à 5 h. 30 m. du matin, et le trouvai dormant. Le bruit de mon arrivée le réveilla ; il se rendormit aussitôt. Il se réveilla définitivement à 7 h. 45 m. Questionné sur son état, il répond qu'il a bien dormi et qu'il se sent réconforté. Il demande qu'on lui donne de nouveau le médicament.

J'ai revu depuis ce malade ; il me demanda de lui donner de la nouvelle substance, car, disait-il, il n'avait pas eu, depuis, un aussi bon sommeil.

XI

(Charité : service de M. le professeur Virchow, 8 juillet 1869.)

Louis Jean Seffern, trente et un ans. Entré le 13 avril 1869. Coxalgie à droite, phthisie pulmonaire et dégénérescence amyloïde de la rate, du foie, des reins et de l'intestin. Le malade ne dort jamais, est enroué et se plaint de douleurs dans la région du larynx. Des injections de morphine n'eurent pas d'effet soporifique ; il prétend que pour une opération qu'on lui avait faite jadis, il avait fallu lui donner trois onces de chloroforme ; il avoue des antécédents alcooliques.

1 h. 22 m., le malade reçoit 1,85 gr. d'hydrate de chloral dans un verre d'eau.

1 h. 33 m., pas d'effet ; on lui administre encore 0,45 gr.

2 h. 10 m., le malade s'endort et parle à voix basse.

2 h. 30 m., il se réveille, se plaint d'avoir la tête lourde ; il dort de nouveau 45 m. et il vomit ensuite. Les maux de tête ne persistent pas. Le patient a de l'appétit et une grande soif, il se sent fatigué et prétend avoir beaucoup toussé. Dans la nuit, il souffre de la gorge ; le lendemain matin, il se plaignait encore d'abattement, de lourdeur et de bourdonnements dans la tête.

Six jours après, on donna au malade, en deux injections sous-cutanées, 1,25 gr. d'hydrate de chloral. Il s'endormit rapidement ; le sommeil dura une demi-heure ; il ne se manifesta aucun symptôme fâcheux. L'hypothèse théorique qui sert de fondement à ces recherches, à savoir que l'action du chloral repose sur celle du chloroforme, trouve une confirmation clinique dans l'observation que nous venons d'exposer.

Le patient déclara, sans que nous lui ayons demandé, qu'il avait fallu trois onces de chloroforme pour le mettre dans l'état narcotique, ce qu'explique ses habitudes alcooliques.

Ici aussi, on a dû employer une forte dose de chloral, et encore l'action hypnotique qu'elle a produite a-t-elle été relativement peu considérable. L'accès de toux qui s'est manifesté a eu pour cause l'irritation occasionnée par l'introduction de notre substance dans le larynx malade ; ce qui le prouve, c'est que plus tard, lorsqu'on a eu recours à l'injection sous-cutanée, il n'y a pas eu d'irritation.

XII

(Charité : service chirurgical de M. le professeur Bardeleben, 23 juin 1869.)

Stephan, meunier, vingt-trois ans. Le 23 juin, une scie circulaire lui a mutilé la main droite, en blessant le pouce et le doigt du milieu et en enlevant la phalange de l'ongle de l'index. Il fut immédiatement transporté à la Charité.

A 11 h. 22 m., il reçut 2,5 gr. d'hydrate de chloral (2,5 gr. d'hydrate de chloral dans 15 gr. d'eau avec 15 gr. de sirop d'écorces d'oranges).

Peu après, le malade ferma les yeux, mais les rouvrit toutes les fois qu'il entendait du bruit.

A midi 30 m., il mangea de la soupe, se recoucha ; il offrait le même aspect qu'auparavant.

A 2 h. 15 m., il s'endormit jusqu'à 3 h.

A 3 h. 15 m., il se rendormit pour se réveiller à 6 heures. Il faut remarquer que la présence de beaucoup de malades dans cette salle occasionnait du bruit.

Questionné sur son état, il déclare avoir bien dormi ; il n'éprouve ni maux de tête, ni coliques, ni aucun autre symptôme fâcheux.

XII a.

Stephan. Le 25 juin 1869, à 11 h. 15 m., j'administrai au malade 3,5 gr. d'hydrate de chloral (3,5 d'hydrate de chloral, 15 gr. d'eau, 15 gr. de sirop d'écorce d'orange).

A 11 h. 42 m., le malade ferma les yeux, mais fut souvent réveillé par le bruit.

11 h. 48 m., sommeil léger, dont il est tiré par des piqûres d'épingles.

11 h. 53 m., sommeil assez profond, pouls 60, resp. 20.

11 h. 55 m., on ne réussit pas, à l'aide de piqûres d'épingles, à réveiller le malade ; il fait seulement un mouvement défensif. Quand on lui crie dans l'oreille, il se réveille pour se rendormir aussitôt.

A midi, grand bruit dans la salle ; il ne se réveille pas.

Midi 1 m., on l'appelle fortement, il se réveille. Il reçoit la visite de ses deux sœurs qui ne l'ont pas vu depuis qu'il a été blessé ; il est ému et pleure.

Midi 30 m., le malade, laissé seul, se rendort, mais pendant 10 m. seulement.

1 h. 35 m., il prend son repas avec grand appétit ; on lui demande s'il est fatigué, il répond que le sommeil va le reprendre.

2 h., il s'endort.

2 h. 15 m., il dort encore.

2 h. 45 m., il dort profondément, on le réveille, mais il se rendort tout de suite.

3 h. 15 m., le malade se retourne dans son lit, se réveille pour se rendormir aussitôt.

3 h. 30 m., sommeil paisible jusqu'à 3 h. 55 m.

4 h. 25 m., le malade commence de nouveau à dormir (pouls 68). Le soir, il se trouve bien ; il n'a aucune plainte à produire.

XII b.

Stephan. 26 juin 1869. A 10 h. 45 m., j'administre au malade 4 gr. d'hydrate de chloral (4 gr. d'hydrate de chloral, 15 gr. d'eau, 15 gr. de sirop d'écorce d'orange).

10 h. 50 m., le malade cligne des yeux, contracte le front et bâille.

11 h. 10 m., ferme les yeux et dort.

11 h. 15 m., piqué par une épingle, il ouvre les yeux pour les refermer aussitôt.

11 h. 30 m., est encore sensible aux piqûres d'épingles, mais n'ouvre pas les yeux.

11 h. 40 m., le malade se réveille et se rendort à 11 h. 45 m.

11 h. 58 m., il est éveillé; à midi, il se rendort et se réveille de nouveau à midi 20 m.

Midi 57 m., il s'endort; une visite le réveille à 2 h. Il se plaint de maux de tête et se sent mal à l'aise.

A 3 h., le visiteur l'a quitté, il se rendort; le patient se met la main souffrante sous la tête et repose dessus, sans se réveiller. On lui retire la main, sans le tirer de son sommeil.

4 h. 45 m., le malade se réveille; il déclare avoir un peu mal à la tête; il se plaint, en outre, de douleurs dans la main, qu'il s'explique lui-même, par ce qu'il l'avait placée sous la tête.

6 h., le malade ne dort pas; il dit que ses souffrances ont disparu.

Ces trois observations prouvent qu'une dose de 4 gr. provoque un certain degré d'anesthésie, mais qui ne serait pas suffisant pour une grande opération. L'appétit se maintient, comme les observations précédentes l'ont déjà fait voir.

XIII

(Charité : service des aliénés, M. le professeur Westphal, 2 juillet 1869.)

Femme Taleke, cinquante-sept ans, entrée le 29 juin 1869. La malade est, depuis son admission, en proie à une vive surexcitation mélancolique; depuis un jour, il s'est manifesté un peu d'amélioration. Elle ne dormait pas du tout la nuit, s'agitait dans son lit et poussait des cris plaintifs. Le jour, elle reposait quelquefois pendant une, deux ou trois heures; mais le plus souvent, elle était aussi agitée que la nuit, courait avec inquiétude dans la salle, se cramponnait à tout le monde en criant.

Le 2 juillet, à 5 h. 17 m. de l'après-midi, je lui administrai, par les voies digestives, 3,5 gr. d'hydrate de chloral; elle prit le médicament assez facilement, quoique d'ordinaire elle refusât toute nourriture. Après 2 m., les premiers effets se manifestèrent. Pendant qu'elle est assise sur son lit, ses yeux se ferment. Une minute après, elle est plongée dans le sommeil.

5 h. 20 m. On pique dans la main, elle ne la remue pas ; on fait des piqûres profondes dans les jambes, pas de mouvement.

On soulève les bras et les jambes, ils retombent inertes. Les pupilles, d'abord assez larges, sont rétrécies ; respiration régulière et profonde.

5. h. 25 m. Des piqûres dans les lèvres et dans la muqueuse nasale provoquent des contractions dans le visage ; les globes oculaires sont tournés en haut et en dehors.

5. h. 30 m. Des piqûres dans la cloison du nez provoquent encore des mouvements; pouls 124.

5. h. 38 m. Les pupilles se sont rétrécies encore davantage. Respiration régulière et profonde, sans symptôme de dyspnée.

5 h. 40 m. Pupilles très-étroites; pouls 120; temp., 38,2.

Jusqu'à 8 h., la malade resta dans le même état ; elle se mit ensuite à bouger les jambes et à chasser les mouches qui l'importunaient. Un peu avant 9 h., elle répondait quand on lui parlait en ouvrant peu à peu les yeux. Après 9 h., elle se réveilla définitivement ; dans la nuit, elle fut assez agitée.

Le lendemain, 3 juillet, elle dormit depuis 6 h. 45 m. du matin jusqu'à 8 h.

A 9 h. et demie, la malade, couchée dans son lit, fait de

temps en temps des mouvements avec le bras, ferme les yeux pendant 5 m. et se réveille de nouveau.

A 10 h., elle est entièrement réveillée.

XIV

(Charité. Service des aliénés, M. le professeer Westphal, 4 juin 1869.)

Schmohl est à l'hôpital depuis trois mois ; il est atteint de mélancolie et de stupeur profonde. Le malade ne parle jamais spontanément, ne répond pas aux questions qu'on lui pose ; il ressemble à une figure automatique, reste planté partout où on le place ; si on lui soulève les bras en l'air, ils restent quelque temps dans cette position et retombent ensuite peu à peu ; fait-on tomber un bras plus vivement, l'autre se relève un peu. Sur notre demande, il tire la langue, mais la fait à peine arriver aux lèvres. Pouls, 70 ; pas de fièvre.

Le 4 juin, j'administrai au malade, vers 1 h. 33 m. de l'après-midi, 1,75 gr. d'hydrate de chloral dans un verre d'eau, mais sans correctif ; il but la potion sans tousser. On le place ensuite horizontalement sur un lit ; les yeux sont fixes comme auparavant ; après 10 m., les yeux s'humectent ; la respiration est entrecoupée et devient ensuite régulière. Respiration, 20 à la minute. L'œil devient plus limpide ; les pupilles sont assez grandes ; le malade tousse de temps en temps, mais sans expectoration (il toussait déjà auparavant). De temps en temps, il remue les paupières. L'œil droit se ferme plus que l'œil gauche (pouls, 76).

3 m. plus tard, les yeux se ferment peu à peu.

Après 27 m., ils sont fermés (pouls, 70 ; resp., 22 à la m.). Inspiration plus profonde qu'auparavant. Si on soulève les mains, elles retombent peu à peu. Quand on appelle le malade, il se réveille et entr'ouvre les yeux ; après quelques secondes, il les referme. On lui dit de montrer la langue, il l'avance un peu, mais la retire aussitôt ; ensuite il s'endort, et on a beau l'appeler, il ne se réveille plus.

6 h. 15 m. Le malade dort encore, respire tranquillement ; pouls, 60. On l'appelle fortement, il se réveille et se rendort aussitôt.

8 h. On l'éveille et deux gardiens le conduisent à un étage supérieur ; là on le met sur un lit, il s'endort jusqu'au lendemain, se réveille entre 5 et 6 h. du matin, et déjeune ensuite comme à l'ordinaire. Le malade est dans son état habituel ; il a dormi environ 16 h.

Les observations précédentes faites sur des aliénés ont déjà établi que, pour ce genre de malades, il faut des doses plus grandes que pour des malades à l'esprit sain. Mais il ressort des observations XIII et XIV, que les doses doivent varier suivant le genre de folie. Il en est de même, à ce point de vue, du chloral que de l'opium et de la morphine.

L'observation suivante ne laisse aucun doute sur l'action anesthésique du chloral, et permet en outre d'indiquer le cas où il faudra s'abstenir de l'administrer par les voies digestives.

XV

(Charité : service de M. le professeur Virchow.)

Wilhelmine Weinert, quarante-deux ans, souffre, dans le côté droit de l'abdomen, d'une tumeur presque aussi grande que la tête d'un enfant et dont on ne peut déterminer avec certitude le point de départ ; cette tumeur ne manifeste pas de fluctuation, elle n'est que peu mobile et provoque, quand on presse dessus, de grandes douleurs.

Il y a de forts œdèmes dans les extrémités inférieures, ainsi qu'une ascite. Constipation, manque d'appétit, nausées ; urine un peu trouble ; la miction provoque une cuisson dans l'urèthre.

En ce moment, la malade se plaint de douleurs insupportables dans les extrémités inférieures, lesquelles sont fortement gonflées ; peu d'appétit. Elle se plaint de maux de cœur, surtout le matin. Elle est forcée de rester assise la plus grande partie de la journée. Les insomnies sont rares. Il y a quatre semaines, les douleurs étaient si fortes, qu'on lui donna des injections de morphine : il en résulta des vomissements et des maux de tête. Plus tard, elle supporta mieux les injections et éprouva un soulagement passager. Dans les derniers temps, elle avait reçu deux injections de morphine par jour.

Le 8 juin, à 2 h. 12 m. de l'après-midi, je lui administrai 2,025 gr. d'hydrate de chloral dans un verre d'eau. Pouls, 90 par minute.

2 h. 14 m. Pouls, 90.

2 h. 51 m. Le front se ride, les paupières s'affaissent.

2 h. 16 m. La malade s'endort ; pouls, 100.

2 h. 18 m. On la secoue ; elle se réveille en sursaut et se rendort aussitôt.

2 h. 20 m. Elle est complétement anesthésiée ; on peut toucher la conjonctive, sans qu'elle bouge ; des piqûres profondes n'amènent pas de mouvements réflexes.

2 h. 45 m. Quand on l'appelle, elle se réveille.

2 h. 50 m. Pouls, 90.

3 h. 20 m. Des piqûres profondes faites dans la main et la cloison nasale ne provoquent pas de mouvement. Pouls, 92.

3 h. 30 m. Pouls, 92. Respiration paisible et régulière.

3 h. 35. On soulève les deux bras, ils retombent inertes ; si l'on répète l'expérience plusieurs fois, il se produit une légère tension des muscles.

3 h. 45 m. La malade se réveille, accuse des maux de tête et une grande fatigue ; elle se rendort peu après.

4 h. 12 m. Pouls 120. Elle est réveillée ; elle se plaint de maux de tête, de nausées et de battements de cœur.

Elle passa la nuit sans dormir. Le lendemain, 9 juin, elle

a toujours des nausées et des bourdonnements ; ellë a rendu par la bouche du sang, moitié liquide, moitié caillé. Elle n'a pas d'appétit.

Le 10 juin, elle est fatiguée ; elle vomit de temps en temps du sang mêlé de caillots de lait. Elle n'a pas de fièvre.

Le 11 juin, elle a meilleure mine ; les vomissements ont diminué. Depuis, elle a plusieurs fois vomi du sang, ce qui permettait de supposer un ulcère dans l'estomac. L'examen microscopique a montré, dans le contenu de l'estomac, une grande quantité de champignons de fermentation. Plus tard, je donnai de nouveau à la malade de l'hydrate de chloral (1,0 gr. hydr. de chloral ; eau, 15 ; mucilage de gomme arabique, sirop d'écorce d'oranges, ââ 7). Elle dormit une heure et rendit, comme la veille, une cuillerée de sang frais ; quand des piles de glace eurent arrêté le sang, elle se remit à dormir un peu.

Outre les troubles de la digestion et de la défécation produits directement par la pression de la tumeur abdominale, il faut admettre chez la malade W. une ulcération de l'estomac existant depuis longtemps, bien qu'il n'y ait pas de symptômes décisifs. Il n'est pas improbable que le chloral qui, dissous, est tant soit peu caustique, ait exercé une action nuisible sur une partie déjà malade de l'estomac.

Dans l'observation suivante, le chloral a été administré à un enfant.

XVI

(Clinique de l'Université, M. le professeur de Langenbeck, 6 juin 1869.)

Charles Walther, six ans, est atteint d'un lupus naissant ; à part cela, ce garçon jouit d'une santé parfaite.

A 2 h. 20 m., il reçut 0,45 gr. d'hydrate de chloral, dans une cuillerée d'eau.

A 2 h. 33 m., aucun effet ne s'étant encore manifesté, nouvelle dose de 0,45 gr.

A 2 h. 40 m., troisième dose. Il fut couché sur un lit; à 2 h. 45 m., il contracte le front et cligne des yeux; à 2 h. 50 m., il ferme les yeux complétement, les ouvre un instant pour les refermer de nouveau.

A 2 h. 55 m., il répond sensément aux questions qu'on lui pose, mais sans ouvrir les yeux.

A 2 h. 58 m., il ne répond plus, il dort tranquillement. On essaye de lui ouvrir les yeux, mais il les referme immédiatement.

3 h. Piqué à la tête avec une épingle il ne bouge pas; piqué à la jambe gauche, il retire la jambe droite, mais l'étend de nouveau. Il ne se réveille pas.

Une forte secousse le tire de son sommeil; on lui demande son nom, il le donne exactement et se rendort aussitôt.

3 h. 15 m., il ouvre spontanément les yeux et se rendort.

3 h. 40 m. Il se réveille de nouveau; on le conduit dans une autre pièce; questionné, il dit avoir sommeil, mais n'accuse ni maux de tête ni d'autres symptômes fâcheux; après avoir répondu à ces questions, il se rendort.

7 h. 30 m., il dort solidement. On le réveille, il en est fâché et demande qu'on le laisse en repos.

8 h. Il dort toujours.

Il dort ainsi jusqu'au lendemain matin et se lève à l'heure ordinaire.

Ce garçon, qui paraissait très-intelligent, ne se plaignit ni de nausées, ni de maux de tête, ni d'autres incommodités. Il déjeuna comme d'ordinaire et la journée se passa sans rien de particulier.

Cette observation montre qu'une dose relativement considérable a pu produire un sommeil de 16 h., sans aucun accident. Je n'étais pas en mesure d'étendre ces expériences à de plus jeunes enfants; mais je n'hésiterais pas à employer 0,4 gr. pour des nouveau-nés et 0,9 pour des enfants de plus d'un an.

XVII

(Charité : service des aliénés, M. le professeur Westphal, 9 juillet 1869.)

Femme Bernstein, quarante-huit ans, de Wilna, mère de sept enfants, tombée malade il y a neuf mois. Elle souffrait de mélancolie, de douleurs dans la tête, en particulier d'une insomnie persistante. Pendant des nuits entières, elle se promenait dans sa chambre; le jour, elle était violemment surexcitée. En automne déjà, elle a été traitée à la Charité; elle est allée ensuite à Zehlendorf où son état s'est amélioré. Le 27 juin, elle se fit de nouveau admettre à la Charité, parcequ'elle avait entendu parler du nouvel agent soporifique.

Dans la nuit du 8 au 9 juillet, elle reçut 0,045 gr. de morphine, mais sans le moindre effet.

A 6 h. 15 m., la malade fut couchée sur le lit; 10 m. plus tard, pouls, 90; resp., 40 par m.

6 h. 35 m. je lui administrai 4 gr. de chloral hydraté (4 gr. de chloral; eau distillée et sirop d'écorce d'orange, 15 gr.). Elle prit le breuvage sans difficulté.

6 h. 36 m., resp. 30; pouls, 85. Les pupilles sont larges et paraissent paresseuses comme d'ordinaire.

6 h. 43 m., pouls, 88. La malade cligne plusieurs fois des yeux.

6 h. 45 m. La fente palpébrale se rétrécit.

6 h. 46 m. La malade bâille plusieurs fois.

6 h. 48 m. Les pupilles se rétrécissent un peu. Les yeux font mine de vouloir se fermer; le regard s'affaiblit; la malade a l'aspect que donne une grande fatigue; elle fait agir fortement le muscle sourcilier.

6 h. 52 m. Elle bâille plusieurs fois; les yeux se ferment complétement; la tête se penche; le sommeil survient; cependant, elle est sensible aux piqûres des mouches.

6 h. 53 m., elle se réveille pour un instant, se couche sur

le côté et se rendort aussitôt. Le sommeil devient profond. Touchée à la tête avec un crayon, elle tressaille.

6 h. 55 m. Des piqûres dans la tête et le pied déterminent des mouvements réflexes, mais elle ne se réveille pas. Pouls, 80. Respiration régulière. On lui ouvre les paupières, les pupilles n'ont subi aucun changement. La malade continue à dormir tranquillement.

7 h. 45 m. La malade dort encore, la tête couchée sur le côté.

Elle dormit ainsi toute la nuit.

Elle se réveilla à 4 h. 45 m. du matin, alla au corridor satisfaire un besoin et se recoucha spontanément. Jusqu'à 8 h. 30 m., elle était couchée dans un demi-sommeil, se réveillant à tous les bruits et se rendormant chaque fois. Toute la matinée, elle bâilla et parut très-fatiguée. Elle ne produisit aucune plainte relative à l'action du chloral et n'eut à souffrir que de son mal ordinaire.

Dans les cas d'agrypnie, on manque le plus souvent de moyens soporifiques. La morphine, à laquelle on est obligé de recourir en dernière extrémité, n'est utile que prise en forte dose; son action s'émousse rapidement, et l'effet, quand effet il y a, est de peu de durée. Dans l'observation XVII, une dose assez considérable de morphine resta sans résultat, tandis qu'une dose de 4 gr. de chloral détermina, dans un espace de 17 m., un profond sommeil. La malade n'avait pas dormi depuis très-longtemps; après avoir pris du chloral, elle dormit 10 h. et passa en outre 3 h. dans un état de somnolence qu'on n'avait pu obtenir auparavant.

XVIII

(Clinique de chirurgie, M. le professeur de Langenbeck.)

Femme Seehaus, quarante-deux ans. Une voiture lui avait passé sur le corps; elle fut admise à la Clinique, le 25 juin 1869. Elle avait une fracture de l'humérus gauche et du péroné gauche; on lui posa un appareil plâtré, et comme on la soupçonnait d'être adonnée à la boisson, on lui ordonna un demi-quart d'eau-de-vie par jour. Le 17, survint subitement un délire si violent, qu'on fut obligé de la lier; on ne put cependant l'empêcher d'agiter fortement le bras fracturé. La peau de ce bras manifestait une rougeur très-prononcée, rougeur qui monta jusqu'aux épaules. Elle reçut trois injections sous-cutanées de 0,015 gr. de chlorhydrate de morphine, avec un intervalle d'une demi-heure entre chaque injection. Dans la nuit, on lui donna 0,42 gr. d'opium, sans le moindre résultat. Le 28, au matin, elle reçut de nouveau 0,06 gr. d'opium; elle vomit.

A 3 h. 22 m., la malade étant en proie au délire le plus violent, je lui administrai, sur la demande de M. de Langenbeck, 4,5 gr. d'hydrate de chloral dans 15 gr. d'eau et 15 gr. de sirop d'écorce d'orange. La première cuillerée prise, elle se montra prête à prendre la dose entière. Après 8 minutes, aucun effet ne s'était produit.

3 h. 45 m. La malade se calme, ferme de temps en temps les yeux; on lui donne de nouveau, en deux injections sous-cutanées, 1 gr. d'hydrate de chloral dans 2 cc. d'eau. Après 5 m., la malade s'endort; on lui frappe fortement dans la main, elle ne se réveille pas; piquée avec une aiguille, elle bouge, mais continue à dormir. Pouls et respiration réguliers. Elle dormit jusqu'au lendemain matin; elle ne se réveilla qu'une fois dans la nuit, et demanda l'heure qu'il était. Le lendemain matin, la malade avait *entièrement conscience* d'elle-même; on put la débarrasser de ses liens. Ce cas a été communiqué en détail à la Société de médecine de Berlin (voyez rapport : mois de juin) par M. de Langenbeck. Ici encore, on voit que le chloral agit alors même que l'opium et la morphine, pris à une dose beaucoup plus grande, restent sans résultat; en outre, l'action est immédiate, ce qui, dans ce cas, était de la plus grande importance.

Tandis que les expériences faites sur les animaux ont montré que le chloral agit successivement et avec des intervalles plus ou moins longs sur les ganglions du cerveau, de la moelle épinière et du cœur, les recherches thérapeutiques faites sur l'homme ne nous présentent que la première période de l'action qu'il exerce sur les ganglions du cerveau et le commencement de la seconde période. Quelque circonspect que l'on doive être quand il s'agit d'appliquer à l'homme des substances expérimentées d'abord sur les animaux, je me crois néanmoins en droit d'espérer que l'on pourra, avec des doses suffisantes, produire aussi chez l'homme le degré d'anesthésie nécessaire dans les grandes opérations chirurgicales. Dans quel cas faudra-t-il préférer le chloral au chloroforme? La pratique seule pourra le décider. Cependant, on peut prévoir théoriquement que cet agent est à certains égards inférieur au chloroforme. Quand on chloroformise, la dose employée est introduite peu à peu dans les poumons, et il est possible chez tel ou tel sujet de s'arrêter à n'importe quelle période de l'état narcotique. Le chloral au contraire est introduit en une fois ; on ne peut pas toujours, jusqu'à présent du moins, calculer la dose nécessaire aux différents individus ; l'action est immédiate et nous ne sommes pas en état de la couper au moment qui nous convient. Il résulte toutefois des expériences faites sur les animaux, que la différence entre la dose mortelle et celle qui détermine l'état narcotique complet se traduit par des nombres assez grands ; par exemple, pour les lapins, par un tiers de la dose, de façon que, si 3 grammes de chloral tuent un lapin, 2 grammes produisent l'anesthésie complète. D'après cela, rien ne s'oppose à ce qu'on emploie le chloral dans les grandes opérations, quand il n'est pas nécessaire de faire cesser à un moment donné l'état narcotique. Son emploi me paraît devoir être recommandé pour les petites opérations, comme le prouve l'observation VI ; je crois qu'avec une dose de 4 à 6 grammes, on peut, mieux qu'avec le chloroforme, faire des opérations d'yeux et de petites opé-

rations sur les extrémités; le chloral offrirait cet avan-
tage que l'irritation est supprimée et que l'opération n'in-
terromprait pas le sommeil (voyez les observations VI, VII
et VIII). L'effet soporifique qui survient après l'introduction
du chloral pourrait même être utilisé dans les grandes opérations, et ce sera à la pratique chirurgicale à décider s'il
ne vaudrait pas mieux chloroformiser pendant l'état narcotique, que d'employer le chloral seul après les grandes opérations.

Le chloroforme est employé principalement en chirurgie,
et l'on n'a pas encore pu l'utiliser assez dans la pathologie interne. Dans une foule de cas, son emploi est tout indiqué à cause
de son action hypnotique; mais la difficulté de son introduction, qui ne peut se faire que par les poumons, la surexcitation si désagréable qu'il produit et le peu de durée de l'état
hypnotique, font que le plus souvent on est obligé d'y renoncer. Le chloral, au contraire, peut être considéré comme un
agent *qui détermine sûrement le sommeil, sans avoir de suite
fâcheuse ;* comme il est soluble dans l'eau, on peut l'administrer sans difficulté, soit par les voies digestives, soit en injections sous-cutanées. Cependant la constitution chimique
du chloral fait que, dans certains cas, il est contre-indiqué,
comme le prouve l'observation XV. En effet, le chloral, dissous dans l'eau, est légèrement caustique ; il faudra donc
renoncer à l'employer toutes les fois qu'il existe des défec-
tuosités de muqueuse ou des endroits ulcérés du tractus in-
testinal. Je crois aussi que dans l'affection tuberculeuse du
larynx, il se trouve une contre-indication (voyez observation XI). Rien ne s'oppose toutefois à ce qu'on l'administre
sous forme d'injections.

A cause de son action purement hypnotique, le chloral
deviendra, je l'espère, indispensable dans les affections ai-
guës, dans lesquelles l'état narcotique est possible ; il me
suffit de mentionner à ce propos les rhumatismes articulaires aigus, etc. On pourra aussi l'appliquer dans les cas de
névralgie, de tic douloureux, de sciatique, de gastralgie et

d'entéralgie, en tant que ces affections sont de nature purement nerveuse, dans les cas de toux convulsive, contre laquelle on emploie déjà avec succès le chloroforme, dans les cas de convulsions du larynx, de respiration singultueuse et d'asthme nerveux, de tétanos et de trismus. On peut en particulier en recommander l'usage contre les douleurs, très-violentes et rebelles aux plus fortes doses de morphine, qu'occasionne le tabes dorsalis. On a l'habitude d'ordonner le chloroforme contre le calcul biliaire, soit comme anodin, soit dans l'intention de dissoudre les éléments chimiques des calculs ; dans ce cas, le chloral semble particulièrement indiqué, non-seulement parce qu'il calme les douleurs, mais surtout parce que le chloroforme auquel il donne naissance dans le sang en circulation peut déterminer la dissolution des pierres beaucoup plus vite que le chloroforme administré par les voies digestives, qui n'arrive que lentement à la résorption.

Je ne crois pas avoir besoin d'énumérer les cas dans lesquels le chloral peut être employé comme agent purement hypnotique ; les observations données plus haut montrent très-clairement que le chloral peut remplacer la morphine dans tous les cas où cette dernière substance est ordonnée comme hypnotique, et que même il la surpasse à beaucoup d'égards. La morphine est impuissante dans les cas d'agrypnie ; le chloral, au contraire, est très-efficace. Quand il s'agit d'obtenir un effet immédiat, comme cela est souvent nécessaire dans le *delirium tremens*, aucune substance médicale n'est capable de lutter avec le chloral. Des expériences ultérieures montreront, sans doute, si la combinaison du chloral avec la morphine n'est pas souvent préférable à l'emploi du chloral seul. Je pense que, donné en petite dose, d'heure en heure, il peut agir comme *calmant*, surtout sur des aliénés surexcités. On sait qu'on est très-embarrassé relativement aux hypnotiques à appliquer aux enfants, car l'emploi de la morphine en petite dose est contre-indiqué à cause de son action irritante sur le cerveau. Je recommande sans scrupule, au contraire, le chloral, même pour les plus jeunes enfants, les expériences faites sur les animaux n'ayant manifesté aucune trace d'irritation.

Je ne dois pas oublier que l'application locale du chloral peut, par suite d'une faible résorption, produire sur la peau un certain degré d'insensibilité.

Le chloral ne peut, à cause de ses propriétés chimiques, être administré ni sous forme de pilules, ni sous forme de poudre ; on devra donc se borner à des solutions. En petites doses, on peut l'ordonner sans addition de correctif, dissous seulement dans l'eau distillée. Comme le chloral à l'état de solution concentrée a un goût amer et âcre, il est bon d'y ajouter un mucilage de gomme arabique ou de sirop d'écorces d'oranges, ou les deux correctifs réunis. Le médicament prend alors un goût très-agréable ; les enfants même le prennent volontiers. Il va de soi qu'on doit proscrire tout correctif à réaction alcaline, car un correctif de ce genre amènerait la transformation de la substance. La solution à employer pour les injections sous-cutanées doit réagir d'une façon neutre. Dans le cas où il se trouverait dans la solution une trace d'acide chlorhydrique, on peut la neutraliser à l'aide d'un peu d'ammoniaque.

Je recommande, pour l'usage interne, les ordonnances suivantes, lesquelles peuvent être facilement modifiées, quand de plus grandes doses sont nécessaires.

℞ Hydrate de chloral............... 2,5
Eau distillée.................... ⎫
Mucilage de gomme arabique........ ⎭ ââ 15

A prendre une fois (comme hypnotique ordinaire).

℞ Hydrate de chloral............... 4
Eau distillée.................... ⎫
Sirop d'écorces d'oranges......... ⎭ 15

Prendre une cuillerée le soir (comme hypnotique ordinaire).

℞ Hydrate de chloral......... 4,5 (jusqu'à 8 !).
Eau distillée............ ⎫
Sirop d'écorces d'oranges... ⎭ 15

A prendre en une seule fois (pour *delirium potatorum*).

℞ Hydrate de chloral........ 5
Eau distillée............ 10

A prendre une cuillerée à café dans un verre de vin, de bière ou de limonade (hypnotique).

℞ Hydrate de chloral........ 5

Dissolv. dans l'eau distillée q. s. pour faire 10 cent. cubes.

A donner comme hypnotique, de 1 à 4 cent. cubes, en injection sous-cutanée.

Je crois avoir poussé assez loin ces recherches pour qu'il me soit permis de croire que rien ne s'oppose désormais à l'emploi du chloral comme agent thérapeutique. J'espère, du reste, que la pratique journalière fera de mieux en mieux connaître ses effets, et je ne doute pas qu'il ne prenne une place stable parmi les médicaments les plus éprouvés. Pour ce qui concerne mes expériences sur l'acide trichloracétique et ses sels, j'en rendrai compte prochainement.

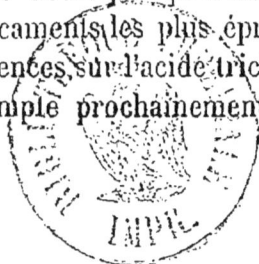

FIN

Paris. — Imprimerie de E. MARTINET, rue Mignon, 2.

www.ingramcontent.com/pod-product-compliance
Lightning Source LLC
Chambersburg PA
CBHW070815210326
41520CB00011B/1955